D. Schmidt
Epilepsien
Fragen und Antworten

DESITIN

Dieter Schmidt

Epilepsien

Fragen und Antworten

4., überarbeitete Auflage

W. Zuckschwerdt Verlag München · Bern · Wien · New York

Der Autor:

Prof. Dr. Dieter Schmidt
Arbeitsgruppe Epilepsieforschung
Postfach 37 03 62
D-14133 Berlin

4., überarbeitete Auflage

Auslieferungen W. Zuckschwerdt Verlag GmbH

Deutschland:
Brockhaus Commission
Verlagsauslieferung
Kreidlerstraße 9
D-70806 Kornwestheim

Schweiz:
Hans Huber Verlag
Längassstrasse 76
CH-3000 Bern 9

Österreich:
Maudrich Verlag
Spitalgasse 21a
A-1097 Wien

USA:
Scholium International Inc.
14 Vanderventer Ave
Port Washington
11050 New York

Die Deutsche Bibliothek – CIP-Einheitsaufnahme

Schmidt, Dieter: Epilepsien : Fragen und Antworten / Dieter Schmidt. – 4., überarb. Aufl. – München ; Bern ; Wien ; New York : Zuckschwerdt, 1997

ISBN 3-88603-595-6

Printed in Germany by Presse-Druck Augsburg

ISBN 3-88603-595-6

Inhalt

Vorwort zur vierten Auflage

Für die neue Auflage sind vor allem Anregungen und Fragen aus Leserbriefen hinzugekommen, für die ich herzlich danke. Es gibt Neues zu berichten über bessere Untersuchungsverfahren und moderne Antiepileptika, über Kinderwunsch und Wissenswertes zum Führerschein. Hinzugekommen sind Tips zu Flugreisen und zur Vermeidung der Videoepilepsie. Zudem wird gezeigt,wie man trotz Sparmaßnahmen nicht auf die optimale medizinische Betreuung verzichten muß. Auch die alternative Epilepsiemedizin kommt nicht zu kurz. Allen Lesern möchte ich danken und hoffe, daß auch die neue Auflage, deren Erlös von der Firma Desitin Arzneimittel GmbH wiederum Selbsthilfegruppen zur Verfügung gestellt wird, Menschen mit Epilepsie den Umgang mit ihrer Erkrankung erleichert.

Berlin, Februar 1997 Dieter Schmidt

Vorwort zur ersten Auflage

Dieses kleine Buch versucht, Fragen verständlich zu beantworten, die in den letzten Jahren von Epilepsiekranken sowie ihren Angehörigen während der Sprechstunde gestellt wurden. Die Antworten sollen keinesfalls das Gespräch mit dem Arzt ersetzen, sondern sollen durch Vorinformation den Dialog intensivieren. Platz für Notizen und weitere Fragen soll zum häufigen Gebrauch anregen. Für Anmerkungen und neue Fragen bin ich sehr dankbar. Falls die Antworten den Umgang von Betroffenen, Angehörigen, Ärzten, Sozialarbeitern, Kindergärtnerinnen, Psychologen und Lehrern mit Epilepsien und ihren Folgen erleichtern, haben sie ihren Zweck erfüllt.

Der Firma Desitin Arzneimittel GmbH möchte ich für die vorzügliche sekretarielle Unterstützung herzlich danken.

München, Sommer 1988 Dieter Schmidt

Die Erkrankung

1. Was sind Epilepsien?

Epilepsien sind bei 1% der Bevölkerung vorkommende Erkrankungen, bei denen es wiederholt zu epileptischen Anfällen kommt. Liegt eine Grunderkrankung des Gehirns vor, so spricht man von symptomatischer Epilepsie. Fehlen auch nach sorgfältiger Untersuchung Hinweise auf eine faßbare oder vermutliche Grunderkrankung, so spricht man von idiopathischen Epilepsien. Handelt es sich um eine Epilepsie mit generalisierten Anfällen, so spricht man von einer generalisierten Epilepsie. Kommen fokale Anfälle vor, so spricht man von einer fokalen Epilepsie. Bei fokaler Epilepsie geht man davon aus, daß in einer umschriebenen Hirnregion Störungen vorliegen, die zur Entwicklung der Epilepsie führen. Bei generalisierten Epilepsien nimmt man eine Beteiligung beider Großhirnhälften an der Entstehung der Epilepsie an.

2. Wie häufig sind Epilepsien?

Epilepsien kommen ohne Unterschiede nach Rasse oder Kontinent bei etwa 1% der Bevölkerung vor. Das heißt also, daß etwa 800 000 Menschen in der Bundesrepublik Deutschland an Epilepsie leiden. Epileptische Anfälle kommen aber weitaus häufiger vor. Etwa 5% der Bevölkerung erleidet mindestens einmal im Leben einen epileptischen Anfall. Bei 4% dieser Kranken handelt es sich um sogenannte Gelegenheitsanfälle, bei denen der Anfall auf einen bestimmten Auslöser folgte, z. B. bei Fieber als sogenannter Fieberkrampf oder bei chronischem Alkoholismus als Alkoholentzugsanfall oder bei Medikamenten- oder Drogenabhängigkeit als Drogenentzugsanfall. Daraus ergibt sich, daß nur 20% aller Menschen, die in ihrem Leben jemals einen epileptischen Anfall haben, auch eine Epilepsie entwickeln.

3. Wie entstehen epileptische Anfälle?

Bei genügend starken Reizen kann im Gehirn jedes Menschen ein epileptischer Anfall entstehen. In der gesunden Bevölkerung ist die Aktivität dieser erregbaren Nervenzellen aber so gering, daß bei Erwachsenen sehr starke Reize notwendig sind, z. B. Alkoholentzug oder Drogenentzug. Bei Säuglingen und Kleinkindern ist die Aktivität der erregbaren Nervenzellen viel größer, so können schon bei Fieber epileptische Anfälle auftreten, die sogenannten Fieberkrämpfe. Die Fieberkrämpfe werden auch Fraisen, Gichten oder Zahnkrämpfe genannt. Aus Gründen, die bislang nicht ausreichend bekannt sind, vermutlich aber mit der Beschaffenheit der Zellwände der Nervenzellen sowie der chemischen Beschaffenheit der Nervenzellen zusammenhängen, ist bei 1% der Bevölkerung die Aktivität der erregbaren Nervenzellen so stark, daß epileptische Anfälle auch ohne Auslöser auftreten. Diese Menschen, die wiederholt epileptische Anfälle entwickeln, haben eine Epilepsie. Epilepsie ist also eine gesteigerte Neigung zu epileptischen Anfällen. Diese Neigung kann vererbt werden. In diesem Sinn sind einzelne Epilepsien erblich.

4. Welche Ursachen haben Epilepsien?

Die Ursache der Epilepsien bleibt etwa in der Hälfte der Fälle unbekannt, da sich keine Hinweise auf eine faßbare oder vermutliche Grunderkrankung des Gehirns finden bei neurologischer Untersuchung durch den Facharzt, EEG und, falls nötig, Kernspintomographie, die auch Magnetresonanztomographie (MR oder MRT) genannt wird. Man spricht dann von einer idiopathischen Epilepsie. Bei idiopathischen Epilepsien liegen möglicherweise noch unbekannte chemische Veränderungen im Gehirn vor. Die übrigen Epilepsien treten auf bei einer faßbaren oder vermutlichen Grunderkrankung des Gehirns. Hierzu gehören Entzündungen, Verletzungen, Hirntumoren, Vergiftungen, Stoffwechselerkrankungen sowie Schlaganfälle. Je nach dem Erkrankungsalter sind verschiedene Ursachen anzunehmen. Bei Erkrankung in den ersten 20 Jahren sind vorgeburtliche Schäden des Gehirns sehr viel häufiger als Hirntumoren. Bei Epilepsien mit Beginn jenseits des 25. Lebensjahres sind Hirntumoren die häufigste Ursache, während bei älteren Menschen Schlaganfälle die führende Ursache darstellen. Generell gilt, daß bei Epilepsien mit fokalen Anfällen sehr viel häufiger eine Grunderkrankung des Gehirns zu finden ist als bei Epilepsien mit generalisierten Anfällen. Bei jeder Epilepsie gehört jedoch zur Erstuntersuchung eine sorgfältige Klärung der Ursache. Auch bei Epilepsien mit generalisierten großen Anfällen können Hirntumoren die Ursache sein.

5. Ist Epilepsie erblich?

Etwa 5% der Bevölkerung erleiden im Laufe des Lebens einen einzelnen epileptischen Anfall, einen Fieberkrampf oder wiederholte Anfälle im Sinne einer Epilepsie. Das Vorkommen von Epilepsien liegt in der Bevölkerung bei 1%. Falls einer der Elternteile epilepsiekrank ist, beträgt das Risiko für das Kind etwa 6%. Somit ist das Risiko sechsmal höher als in der Allgemeinbevölkerung. Dies bedeutet aber auch, daß 94% der Kinder keine Epilepsie entwickeln. Falls beide Eltern epilepsiekrank sind, liegt das Risiko für das Kind bei etwa 10 bis 12%. Das Risiko ist im allgemeinen höher bei generalisierten Epilepsien der Eltern als bei fokalen Epilepsien. Bei diesen Prozentangaben handelt es sich allerdings um allgemeine Schätzungen, die im Einzelfall durch eine Beratung in einer Epilepsieambulanz oder einer humangenetischen Beratungsstelle ergänzt werden müssen. Festzuhalten ist aber, daß Epilepsie, wenn überhaupt, nur in etwa 10% auf die Nachkommen vererbt wird. Es bleiben also 90% der Kinder epileptischer Eltern ohne Epilepsie. Vererbt wird übrigens die erhöhte Neigung, epileptische Anfälle zu bekommen, nicht aber die Art der Anfälle. In den meisten Fällen erkranken die Kinder vor dem Erkrankungsalter der Eltern. Das Kind einer Mutter, die im 15. Lebensjahr an Epilepsie erkrankte, wird also in der Regel vor dem 15. Lebensjahr erkranken.

6. Entstehen Epilepsien durch Kopfverletzungen?

Etwa 5% aller Verletzungen des Gehirns führen zu einer Epilepsie, meist in einem Abstand von einem halben bis zu drei Jahren nach der Verletzung. Schwere Verletzungen des Gehirns mit langdauernder Bewußtlosigkeit oder Blutungen führen etwa in 11% der Fälle innerhalb der ersten fünf Jahre nach der Verletzung zu einer Epilepsie. Bei leichten Verletzungen mit einer weniger als 30minütigen Bewußtseinsstörung kommt es etwa bei 2% der Verletzten zu einer Epilepsie. Es handelt sich in der Regel um Grand mal und fokale Anfälle. Hat sich innerhalb der ersten drei Jahre nach dem Unfall keine Epilepsie entwickelt, besteht eine 95%ige Chance, daß sich niemals eine Epilepsie entwickelt.
Die Behandlung der Epilepsien nach Kopfverletzungen erfolgt wie die anderer Epilepsien. Ob nach einer Verletzung des Gehirns vorsorglich Medikamente gegen Epilepsie eingenommen werden, obwohl noch gar keine Anfälle aufgetreten sind, ist im Einzelfall mit dem behandelnden Arzt gemeinsam zu entscheiden. Häufige Ursachen von Verletzungen des Gehirns sind Verkehrsunfälle, speziell Motorradunfälle bei jungen Männern. Daher ist das Tragen eines Motorradhelms sinnvoll.

7. In welchem Alter beginnen Epilepsien?

In den ersten beiden Lebensjahren treten etwa 17% aller Epilepsien auf, meist mit Blitz-, Nick-, Salaam-Krämpfen. Im Vorschulalter kommen noch einmal etwa 13% hinzu, meist Epilepsien mit myoklonisch-astatischen Anfällen. Im Grundschulalter beginnen insgesamt 34% aller Epilepsien, meist mit Absencen oder Grand mal. Im jugendlichen Alter treten 13% aller Epilepsien erstmals auf, häufig mit Absencen oder Impulsiv-Petit-mal, aber auch Grand mal, Jackson-Anfällen und psychomotorischen Anfällen. Im frühen Erwachsenenalter beginnen 16% aller Epilepsien, meist mit Impulsiv-Petit-mal, Grand mal oder psychomotorischen Anfällen. Im mittleren und höheren Alter beginnen nur noch jeweils 5% bzw. 2% aller Epilepsien, meist mit Grand mal und psychomotorischen Anfällen. Hieraus ergibt sich, daß 3/4 aller Epilepsien in den ersten 20 Jahren des Lebens beginnen.

8. Hören Epilepsien in der Pubertät auf?

Gelegentlich hört man, daß Epilepsien, die im Schulalter auftreten, mit der Pubertät enden. Tatsächlich ist es so. Hierbei spielt aber nach dem gegenwärtigen Kenntnisstand die Pubertät selbst keine Rolle. Es handelt sich eher um die Erfahrung, daß in einem gewissen Prozentsatz die Epilepsie spontan oder nach Behandlung geheilt ist. Keinesfalls kann man sich darauf verlassen, daß ohne Behandlung mit der Pubertät die Epilepsie aufhört.

9. Hören Epilepsien von selbst auf?

Diese Frage ist schwierig zu beantworten, weil nicht alle Kranken mit Epilepsie einen Arzt aufsuchen oder in ärztlicher Behandlung bleiben. Dies trifft insbesondere zu, wenn die Anfälle aufgehört haben, sei es mit oder ohne Behandlung. Da diese Kranken nicht mehr erfaßt werden, bleibt ungewiß, wie häufig Epilepsien von selbst aufhören. Nach mehreren großen Untersuchungen, in denen auch Kranke erfaßt wurden, die nicht den Arzt aufsuchten, ist anzunehmen, daß ein beträchtlicher Prozentsatz der Kranken, etwa die Hälfte, an Epilepsien erkrankt, die nach anfänglicher Behandlung, auch nach Weglassen der Medikamente, anfallsfrei bleiben. Die Zahl von 50% gilt zusammenfassend für alle Arten von Epilepsien. Ganz sicher bestehen zwischen den einzelnen Epilepsien erhebliche Unterschiede. Daher kann man sich nicht darauf verlassen, daß die Epilepsie von selbst aufhört, ohne daß man einen Arzt aufsucht.

10. Was ist eine idiopathische Epilepsie?

Epilepsie ohne Hinweis auf eine zugrundeliegende Erkrankung des Gehirns. Hierzu gehören unter den generalisierten Epilepsien solche mit Absencen, solche mit Impulsiv-Petit-mal sowie Epilepsien mit Aufwach-Grand-mal. Einige Epilepsien mit myoklonisch-astatischen Anfällen und Blitz-, Nick-, Salaam-Anfällen sowie einige Formen fokaler Epilepsien gehören ebenfalls zu den idiopathischen Epilepsien.

Bei idiopathischen Epilepsien geben weder die Krankengeschichte, die Anfallsbeschreibung, das Elektroenzephalogramm, die Kernspintomographie des Kopfes oder die neurologische Untersuchung faßbare Hinweise auf eine Grunderkrankung des Gehirns. Andere Begriffe für idiopathische generalisierte Epilepsie sind generalisierte primäre Epilepsie, genuine Epilepsie, kortiko-retikuläre Epilepsie, kryptogene Epilepsie und zentrenzephale Epilepsie. Das Risiko von Nachkommen, wieder an Epilepsie zu erkranken, ist bei idiopathischen Epilepsien erhöht.

11. Was ist eine generalisierte Epilepsie?

Epilepsie mit generalisierten Anfällen, d. h. Anfällen, in denen die ersten klinischen Veränderungen eine Störung beider Großhirnhälften anzeigen. Es finden sich keine Hinweise auf eine umschriebene örtliche Störung eines Teils des Gehirns als Ursache der Epilepsie. Generalisierte Anfälle sind Absencen, myoklonische Anfälle, klonische Anfälle, tonische Anfälle, tonisch-klonische Anfälle (Grand mal) sowie atonische (astatische) Anfälle. Etwa ein Drittel aller Epilepsien sind generalisiert.

12. Was ist eine fokale Epilepsie?

Eine Epilepsie mit fokalen Anfällen, die von einem oder mehreren Anteilen des Gehirns ausgeht. Hinweise hierfür geben die fachärztliche neurologische Untersuchung, das EEG, das Kernspintomogramm sowie das Auftreten fokaler epileptischer Anfälle. Fokale Epilepsien sind häufig symptomatisch, d. h. Ausdruck einer Grunderkrankung wie Tumoren, Gefäßerkrankungen, Verletzungen, Entzündungen sowie vor oder, seltener als allgemein angenommen, um die Geburt herum auftretende Hirnschädigungen. Nicht selten sind, vor allem im Kindes- und Jugendalter, idiopathische fokale Epilepsien ohne erkennbare oder vermutliche Grunderkrankung.

13. Wie beschreibt man einen epileptischen Anfall?

Die möglichst genaue Beschreibung eines Anfalls kann recht schwierig sein, weil der Kranke eine Erinnerungslücke für den Anfall oder Phasen des Anfalls aufweisen kann und somit nichts beschreiben kann. Augenzeugen sind häufig so aufgewühlt und hilflos, daß sie vor lauter Aufregung gar nicht auf die Einzelheiten achten können. Die Beschreibung der Anfallszeichen wird erleichtert, wenn man versucht, anhand folgender Fragen vorzugehen.

Fragen an den Kranken:
- Wie beginnt der Anfall?
- Bekommen Sie den ganzen Anfall mit oder existiert eine Erinnerungslücke, während der Ihr Gedächtnis aussetzt?
- Endet die Erinnerungslücke plötzlich, von einer Sekunde auf die nächste, oder dauert es einige Zeit, bis Sie wieder voll in Ordnung sind?
- Wie lange dauert es nach einem Anfall insgesamt, bis Sie wieder ganz in Ordnung sind?
- Was bekommen Sie vom Anfall mit?
- Falls der Patient während des Anfalls keine Erinnerungslücke hat, gelten dieselben Fragen wie an Augenzeugen.

Fragen an Augenzeugen:
- Woran merkt man den Beginn des Anfalls?
- Was ist Ihnen zuerst aufgefallen?
- Ist der Gesichtsausdruck verändert?
- Wird das Gesicht blaß?

- Wird der Blick starr?
- Drehen sich die Augen zu einer Seite?
- Zucken die Augenlider?
- Zuckt der Mund?
- Sind Lippenlecken oder andere Mundbewegungen zu beobachten?
- Hört man Schmatzen, Rülpsen, Brummen, Laute, Summen, Zischen, Stoßseufzer oder einzelne Wörter?
- Läuft Speichel aus dem Mund?
- Wird das Gesicht bläulich um den Mund herum?
- Wird ein Mundwinkel zur Seite gezogen?
- Dreht sich der Kopf langsam zu einer Seite?
- Ruckt der Kopf zu einer Seite?
- Ruckt der Unterkiefer zu einer Seite?
- Bewegt sich der Kopf langsam unter Rucken zu einer Seite?
- Wechselt während des Anfalls die Seite, nach der sich der Kopf dreht?
- Wird ein Arm oder ein Bein steif? Wenn ja, welches?
- Wird der Kopf gedreht?
- Wird der Körper steif?
- Krümmt sich der Körper nach vorn oder streckt er sich nach hinten?
- Zuckt eine Hand, ein Arm? Wo beginnen die Zuckungen?
- Fällt der stehende Kranke hin? Fällt er stocksteif wie ein Baum oder sinkt er langsam zu Boden?
- Hört man einen Schrei oder ein gepreßtes rasselndes oder röchelndes Atemgeräusch?

- Sieht man nestelnde Bewegungen der Hände mit Reiben, Streicheln, Klopfen und Wischen?
- Werden beim Sitzen die Beine ruhiggehalten oder sieht man Bewegungen?
- Bleibt der Körper ruhig oder dreht und wendet er sich?
- Folgen auf das Steifwerden der Glieder und des Rumpfes Zuckungen?
- Wie lange halten die Bewegungen an?
- Wie endet der Anfall? Allmählich mit ausklingenden schwächer werdenden Bewegungen oder plötzlich?
- Ist der Kranke nach Ende der Bewegungen sofort wieder ansprechbar oder dauert es einige Zeit, oder hat er alles exakt mitbekommen?
- Ist der beschriebene Anfall so wie alle früher beobachteten? Oder gibt es Unterschiede zwischen den einzelnen Anfällen? Falls ja, beschreiben Sie die Unterschiede.
- Falls mehrere Anfallsarten zu beschreiben sind, kennzeichnen Sie diese im Anfallskalender mit verschiedenen Zeichen und berichten Sie das nächstemal in der Sprechstunde darüber.

14. Wodurch kündigen sich epileptische Anfälle an?

Einige Kranke sind Stunden bis Tage vor einem Anfall unruhig, verstimmt, appetitlos, reizbar, aggressiv und rastlos, konzentrationsgestört und leicht ablenkbar. Kopfschmerzen und Schlafstörungen können auftreten. Diese Beschwerden, medizinisch als Prodrome bezeichnet, kündigen das Nahen des Anfalls an. Hiervon ist zu unterscheiden die kurz dauernde Aura, die einen Anfall unmittelbar einleitet.

Die Aura dauert in der Regel nur einige Sekunden. Sie ist häufig zu kurz, um sich noch zurückziehen oder sich hinsetzen zu können, bevor der Anfall weiter abläuft. Auren können auch isoliert vorkommen, so daß sich nach der Aura kein weiterer Anfall anschließt. Die vom Kranken während der Aura wahrgenommenen Empfindungen sind sehr unterschiedlich. Es kann sich um eine von der Oberbauch- oder Brustregion aufsteigende Empfindung, etwa ein Wärmegefühl, handeln. Die Aura kann aus einer Geruchs- oder Geschmacksempfindung, aus Geräuschen oder Gesehenem entstehen. Die Aura kann auch ein Erleben von Fremdheit in einer an sich vertrauten Umgebung und ein Erleben von Vertrautheit in einer neuen Umgebung beinhalten.

Eine Aura ist in der Regel Ausdruck einer umschriebenen Funktionsstörung einer Hirnregion und gilt somit als eine Art fokalen Anfalls.

15. Was sind große epileptische Anfälle?

Große epileptische Anfälle sind gekennzeichnet durch fünf Eigenschaften:

1. Man wird bewußtlos und hat für die Dauer des Anfalls eine Erinnerungslücke.
2. Es kommt zu tonischen Bewegungen mit Steifwerden von Armen, Beinen und Rumpf.
3. Es treten Zuckungen, sogenannte klonische Bewegungen auf, d. h. grobe Zuckungen der Arme, der Beine, des Rumpfes und des Kopfes.
4. Die tonischen und die klonischen Bewegungen erfolgen beidseits, die tonischen gehen immer den klonischen voran.
5. Während des großen Anfalls kommt es zu einem wenige Sekunden dauernden Atemstillstand, der sich gelegentlich im Blauwerden des Gesichtes äußert. Dieser Atemstillstand führt niemals zur Erstickung des Kranken.

Beginnt der große Anfall ohne Aura und ohne einen vorangehenden fokalen Anfall, so spricht man von einem generalisierten großen Anfall. Geht dem großen Anfall eine Aura oder ein fokaler Anfall voraus, so spricht man von einem fokalen großen Anfall oder einem fokal eingeleiteten großen Anfall oder von einem sekundär generalisierten großen Anfall. Andere Begriffe für große epileptische Anfälle sind Grand mal, generalisierte tonisch-klonische Anfälle.

16. Was sind Fieberkrämpfe?

Fieberkrämpfe treten im Kleinkindesalter auf, sind in der Regel generalisierte tonisch-klonische Anfälle bei fieberhaften Infektionen mit rascher Temperaturänderung zu Beginn der Erkrankung. Das Gehirn selbst weist keine Zeichen einer Infektion auf. Man unterscheidet einfache und komplizierte Fieberkrämpfe. Bei den einfachen oder unkomplizierten oder benignen Fieberkrämpfen treten in der Regel nur ein bis zwei Fieberkrämpfe auf, die meist keine schwerwiegenden Komplikationen für das Kind nach sich ziehen.
Komplizierte Fieberkrämpfe sind solche mit einer familiären Belastung durch Epilepsie oder Hinweis auf eine Vorschädigung des Gehirns vor dem Fieberkrampf. Bei der neurologischen Untersuchung findet man häufig auffällige Befunde, das EEG ist ebenfalls verändert. Die komplizierten Fieberkrämpfe können gelegentlich fokal beginnen oder fokal betont auftreten. Sie können schon im Säuglingsalter beginnen, das Kleinkindesalter überdauern und sie treten insgesamt häufiger als sechsmal auf. Der einzelne Fieberkrampf dauert länger als 15 Minuten. Komplizierte Fieberkrämpfe sind, wie der Name schon sagt, häufiger mit späteren Komplikationen belastet. So treten Epilepsien dreimal häufiger nach komplizierten Fieberkrämpfen auf als nach einfachen Fieberkrämpfen. Daß Fieberkrämpfe selbst die neurologische oder geistige Entwicklung des Kleinkindes verschlechtern, ist nicht zweifelsfrei belegt. Um das Risiko von Komplikationen so gering wie möglich zu halten, wird man versuchen, den Fieberkrampf durch Sofortgabe von Medikamenten zu unterbrechen. Dies kann durch Gabe eines Diazepam-

Klistiers (Diazepam Desitin® rectal tube) geschehen, das die Eltern nach ausführlicher Anleitung durch den Arzt selbst dem krampfenden Kind geben können. Daher ist es wichtig, daß die Eltern eines Kindes mit Fieberkrämpfen ein Diazepam-Mikroklistier griffbereit haben und es auch sachgerecht einsetzen können.

17. Welche Verletzungen können bei Anfällen auftreten?

Treten Verletzungen auf, so handelt es sich meist um harmlose Schürfwunden, Prellungen und Schnittwunden. Gelegentlich können allerdings einzelne Zähne ausgeschlagen werden. Eine Schulterverrenkung kann vorkommen. Extrem selten sind tödliche Unfälle, falls der Kranke im Wasser von einem Anfall überrascht wird und das Wasser ohne Gegenreflexe in die Lungen läuft. Beim Hinstürzen kann es zu schweren Gehirn- und Rückenmarksverletzungen kommen. Insgesamt sind aber Verletzungen während Anfällen glücklicherweise sehr selten. Kommt es allerdings häufig zu Sturzanfällen, so ist das Tragen eines Schutzhelms, wie er etwa von Radfahrern oder von Eishockeyspielern getragen wird, in einzelnen Fällen durchaus sinnvoll.
Auch hier gilt es abzuwägen zwischen dem Risiko der Verletzung und der Einschränkung der Selbständigkeit des Patienten.

18. Was sind kleine epileptische Anfälle?

Es handelt sich um einen Sammelbegriff für alle epileptischen Anfälle, außer großen Anfällen (Grand mal, generalisierte tonisch-klonische Anfälle). In der Regel gelingt es, den Begriff zu vermeiden zugunsten einer genaueren Beschreibung der einzelnen kleinen Anfälle wie Absencen, Impulsiv-Petit-mal, Jackson-Anfällen oder komplexfokalen (psychomotorischen) Anfällen.

19. Was sind Blitz-, Nick-, Salaam-Krämpfe?

Im Säuglingsalter beginnende Epilepsie mit blitzartigen Zuckungen (Blitz) des Körpers, raschem Nicken (Nick) und dem orientalischen Salaam-Gruß entsprechend mit einer langsamen Bewegung, bei der gleichzeitig beide Arme seitlich nach oben bewegt, der Kopf zur Brust geneigt und die Augen nach oben gedreht werden. Sehr häufig liegen schon vor dem ersten Blitz-, Nick-, Salaam-Krampf ausgeprägte Hirnschäden vor. Die geistige Entwicklung ist schwer beeinträchtigt. Meist kommen weitere epileptische Anfälle hinzu. Das Kind ist hochgradig behindert. Der Säugling kann auch an Komplikationen der Erkrankung oder der Behandlung sterben. Etwa 20% der Säuglinge sind vor dem ersten Anfall unauffällig, der Verlauf der Erkrankung dieser Säuglinge ist deutlich besser. Das EEG ist immer verändert.
Die Behandlung ist äußerst schwierig. Die derzeitigen Medikamente z. B. Hormone, Benzodiazepine und Valproinsäure haben ausgeprägte Nebenwirkungen und können leider oft einen schlechten Gesamtverlauf nicht aufhalten, selbst wenn die Anfälle beherrscht werden. Neue Medikamente, z. B. Vigabatrin (Sabril®), kommen in Frage. Die Anfälle sind lediglich ein Ausdruck der Erkrankung des Gehirns, sie sind aber nicht ausschlaggebend für den Verlauf. Vorübergehende Besserungen dürfen nicht überbewertet werden, sonst ist die Enttäuschung nachher um so größer. Viele Kranke müssen dauernd in Epilepsiezentren behandelt werden. Andere Begriffe für die Epilepsie mit Blitz-, Nick-, Salaam-Krämpfen sind Propulsiv-Petit-mal-Epilepsie, myoklonische Enzephalopathie des Säuglingsalters mit Hypsarrhythmie oder West-

Syndrom, nach dem Arzt gleichen Namens, der Ende des vorigen Jahrhunderts bei seinem Sohn erstmals die Krankheit beschrieb.

20. Bei welchen Epilepsien treten myoklonisch-astatische Anfälle auf?

Astatische Anfallssymptome wie Kopfnicken, Einknicken der Knie und Stürze treten zusammen mit beidseitigen Zuckungen (Myoklonien) besonders der Arme und im Gesicht sowie Blinzelabsencen von kurzer Dauer auf. Diese myoklonisch-astatischen Anfälle kommen bei verschiedenen Epilepsien vor, vor allem aber bei der Epilepsie mit myoklonisch-astatischen Anfällen und dem Lennox-Gastaut-Syndrom.

Die Epilepsie mit myoklonisch-astatischen Anfällen ist eine sehr seltene, zwischen dem ersten und sechsten Lebensjahr auftretende, frühkindliche idiopathische generalisierte Epilepsie. Knaben sind häufiger als Mädchen betroffen. Neben den myoklonisch-astatischen Anfällen kommen Grand mal vor. Ein Status epilepticus ist nicht selten. In der Hälfte der Fälle treten generalisierte tonische Anfälle im Schlaf auf. In der Regel sind die Kinder neurologisch und psychisch unauffällig. Die familiäre Belastung mit Epilepsie ist hoch. Im EEG finden sich Spike-wave-Komplexe unterschiedlicher Ausprägung. Diese Epilepsie wird auch als myoklonisch-astatisches Petit mal bezeichnet.

Die andere, weit häufigere Epilepsie, bei der myoklonisch-astatische Anfälle vorkommen, ist das Lennox-Gastaut-Syndrom, benannt nach den Neurologen William Lennox und Henri Gastaut. Es beginnt zwischen dem ersten und sechsten Lebensjahr mit häufig in Serien auftretenden astatischen-tonischen und myoklonischen Anfällen, Absencen und Grand mal sowie meist im Schlaf auftretenden generalisierten tonischen Anfällen. Die psychomotorische Entwicklung der Kinder ist mäßig bis schwer

gestört. In der Regel bestehen auch neurologische Störungen. Das Lennox-Gastaut-Syndrom entwickelt sich häufig aus den Blitz-, Nick-, Salaam-Krämpfen. Der Verlauf ist meist ungünstig, sowohl was die geistige Entwicklung wie auch die Zahl der Anfälle angeht. Es können komplex-fokale (psychomotorische) Anfälle im weiteren Verlauf auftreten. Durch die Anfälle treten Verletzungen an Kinn, Hinterkopf und Knien auf.
Die Behandlung ist äußerst schwierig. Die derzeitigen Medikamente, z. B. Valproinsäure und Carbamazepin, sind häufig nicht sehr wirksam und verursachen zum Teil starke Nebenwirkungen. Sie können, insbesonders beim Lennox-Gastaut-Syndrom, häufig einen schlechten Gesamtverlauf der Erkrankung nicht verhindern, während etwa die Hälfte der Patienten mit einer Epilepsie mit myoklonisch-astatischen Anfällen einen zufriedenstellenden Behandlungsverlauf aufweist. Vorübergehende Besserungen dürfen nicht überbewertet werden. Neue Medikamente, z. B. Lamotrigin (Lamictal®) oder, falls Lamotrigin nicht ausreichend Besserung bringt, das etwas risikoreichere Felbamat (Taloxa®) stehen zur Verfügung. Die leichtere Verlaufsform bei Patienten ohne zusätzliche Beschwerden wird als Epilepsie mit myoklonisch-astatischen Anfällen bezeichnet. Die schwere Verlaufsform wird als Lennox-Gastaut-Syndrom bezeichnet.

21. Was versteht man unter einer Pyknolepsie?

Es handelt sich um eine Epilepsie, die vorwiegend zwischen dem fünften und elften Lebensjahr beginnt, bei der Absencen vorkommen, die mehrmals täglich, vorwiegend in den Morgenstunden und bei Müdigkeit, auftreten. Generalisierte tonisch-klonische Anfälle können hinzukommen. Die Kinder sind neurologisch und psychisch in der Regel unauffällig. In der Familie kommt häufig eine Epilepsie vor. Mädchen sind häufiger als Jungen betroffen. Das EEG ist durch regelmäßige generalisierte 3/s Spike-and-slow-wave-Komplexe gekennzeichnet.
Die Behandlung mit Medikamenten der ersten Wahl wie Ethosuximid oder Valproinsäure ist in 90% erfolgreich, falls die Medikamente regelmäßig eingenommen werden. Schlafentzug fördert Anfälle. Nach mehrjähriger Anfallsfreiheit können die Medikamente langsam unter ärztlicher Kontrolle erfolgreich abgesetzt werden. Andere Begriffe für Pyknolepsie sind Epilepsie mit pyknoleptischen Absencen, Absencen, Pyknoepilepsie, Epilepsie mit pyknoleptischem Petit mal, Absence-Epilepsie des Schulalters, Petit-mal-Epilepsie des Schulalters sowie Friedmann-Syndrom. Die Epilepsie mit pyknoleptischen Absencen ist ein Beispiel für eine idiopathische generalisierte Epilepsie.

22. Was sind Absencen?

Absencen sind in der Regel weniger als 20 bis 30 Sekunden dauernde epileptische Anfälle mit plötzlich beginnender und plötzlich endender Bewußtseinsstörung. Man hält abrupt in seinen Bewegungen inne, verharrt für einige Sekunden und setzt dann die unterbrochene Tätigkeit fort. Die Augen blicken starr geradeaus, das Gesicht wirkt ausdruckslos. Während des Anfalls fehlt die Erinnerung. Eine Aura fehlt immer. Zusätzlich können Blässe im Gesicht, Zuckungen um die Augen oder im Gesicht, in den Armen sowie Kau-, Schluck- und Leckbewegungen vorkommen, insbesondere bei längeren Anfällen.
Die Behandlung ist häufig erfolgreich mit Medikamenten der ersten Wahl wie Valproinsäure oder Ethosuximid, falls diese regelmäßig eingenommen werden und Schlafentzug gemieden wird. Im EEG sind Spike-wave-Komplexe zu sehen. Absencen führen in der Regel nicht zu Verletzungen, können aber im Wasser zum Ertrinken führen und beim Führen eines Kraftfahrzeuges zu Unfällen. Die Behandlung von Absencen ist notwendig, weil auf diese Weise die Entwicklung einer schlechter zu behandelnden Epilepsie mit zusätzlichem Grand mal vermieden werden kann. Andere Begriffe für Absencen sind Petit mal oder Absenz.

23. Was ist Impulsiv-Petit-mal?

Um die Pubertät bis zum 20. Lebensjahr beginnende Epilepsie mit blitzartigen Zuckungen vorwiegend der Arme bei ungestörtem Bewußtsein. Häufig werden die Zuckungen gar nicht ernstgenommen und nicht als epileptische Anfälle angesehen. Gelegentlich kann es zum Sturz kommen. Meist treten die Anfälle, wie auch die häufig hinzukommenden großen Anfälle, kurz nach dem Aufwachen oder Aufwecken auf, sehr oft ausgelöst durch Schlafentzug. Im EEG sind Spike-wave-Komplexe zu finden, meist besteht Photosensibilität (siehe dort).

Die konsequente Behandlung mit Medikamenten der ersten Wahl wie Ethosuximid oder Valproinsäure ist sehr erfolgreich. Auf regelmäßige Einnahme der Medikamente und regelmäßigen Schlaf ist unbedingt zu achten. Andere Begriffe für Impulsiv-Petit-mal sind Epilepsie mit benignen, juvenilen, myoklonischen Anfällen, Herpin-Syndrom, nach dem Erstbeschreiber Herpin, einem französischen Arzt im 19. Jahrhundert, oder Herpin-Janz-Syndrom, nach der ausführlichen klinischen Neubeschreibung durch den deutschen Neurologen Janz Mitte des 20. Jahrhunderts. Die Epilepsie mit Impulsiv-Petit-mal gilt als ein Musterbeispiel einer idiopathischen generalisierten Epilepsie.

24. Was sind Jackson-Anfälle?

Fokale epileptische Anfälle bei freiem Bewußtsein mit halbseitigen Zuckungen, Muskelverspannungen, Taubheitsgefühl oder Kribbeln. Diese Zeichen wandern nacheinander von der Hand zur Schulter oder vom Fuß zur Hüfte oder breiten sich in umgekehrter Richtung aus. Jackson-Anfälle gehören zu den einfachen fokalen Anfällen, das sind fokale Anfälle ohne Beeinträchtigung des Bewußtseins. Daher kann der Kranke alle Einzelheiten dieses Anfalls schildern. Bei Jackson-Anfällen ist immer nach einer Grunderkrankung des Gehirns auf der dem Anfall gegenüberliegenden Großhirnrinde zu suchen. Die Anfälle haben ihren Namen von dem englischen Neurologen Sir John Hughlings Jackson bekommen, der in der Mitte des 19. Jahrhunderts lebte.

25. Was ist eine Aura?

Vom Kranken wahrgenommene Empfindung zu Beginn eines Anfalls, meist eines psychomotorischen Anfalls oder eines großen Anfalls. Eine Aura kann allerdings auch isoliert, ohne nachfolgenden Anfall vorkommen. Häufig ist eine epigastrische Aura, bei der ein nicht gut zu beschreibendes, aufsteigendes Gefühl vom Magen angegeben wird, ein Geruch, das Gefühl, eine fremde Umgebung schon zu kennen oder eine vertraute Umgebung als fremd zu empfinden. Allgemein gilt jede Empfindung, die unmittelbar dem Anfall vorausgeht, als Aura. Die Angabe einer Aura ist wichtig, weil sie in der Regel auf einen fokalen Ursprung des Anfalls hinweist.

26. Was sind psychomotorische Anfälle?

Mit Beeinträchtigung des Bewußtseins einhergehende, meist länger als eine halbe Minute dauernde Anfälle, die in etwa der Hälfte der Fälle mit einer Aura beginnen können und die immer allmählich enden. Das Wort »psychomotorisch« bedeutet, daß im Anfall Empfindungen (psycho) und Bewegungen (motorisch) vorkommen. Häufig sind Schluck-, Schmatz- und Leckbewegungen. Infolge der Beeinträchtigung des Bewußtseins besteht für die Dauer des psychomotorischen Anfalls eine Erinnerungslücke.
Epilepsien mit psychomotorischen Anfällen beginnen in jedem Alter und sind die häufigsten Epilepsien der Erwachsenen. Die Anfälle sind nicht immer gut zu behandeln, nur in der Hälfte der Fälle gelingt es, Anfallsfreiheit zu erzielen. Epilepsien mit psychomotorischen Anfällen beginnen häufig im Schläfenlappen (Temporallappen), seltener im Frontallappen oder anderen Abschnitten des Gehirns. Zur Untersuchung einer Epilepsie mit psychomotorischen Anfällen gehört neben der neurologischen Untersuchung sowie EEG-Untersuchungen auch ein Kernspintomogramm, das den Temporallappen gut darstellt. Ist die Epilepsie mit Medikamenten nicht ausreichend zu behandeln, kommt für einige Patienten eine Operation in Frage. Andere Begriffe für psychomotorische Anfälle sind komplex-fokale Anfälle, Temporallappen-Anfälle und Dämmerattacken.

27. Ist Schwindel Zeichen eines epileptischen Anfalls?

Ein Sekunden bis wenige Minuten dauernder Drehschwindel, gelegentlich auch das Gefühl, daß sich im Kopf etwas dreht, ohne begleitende Übelkeit und ohne Erbrechen, häufig aber mit zusätzlichen Geräuschwahrnehmungen, kann (insgesamt selten) Zeichen einer Aura oder eines psychomotorischen Anfalles sein, der von der Hirnrinde ausgeht. Weitaus häufiger ist aber Schwindel, speziell Drehschwindel, mit Übelkeit und Gangstörung Zeichen einer Überdosierung von Medikamenten gegen Epilepsie. Bei einer Überdosierung halten aber die Beschwerden in der Regel sehr viel länger an als bei einem Schwindel infolge eines epileptischen Anfalls. Zudem treten die Überdosierungserscheinungen in der Regel ein bis zwei Stunden nach Einnahme der Tabletten auf. Eine neurologische Untersuchung mit Blutspiegelbestimmung schafft rasch Klarheit.
Ganz selten können epileptische Anfälle durch Reizung des Gleichgewichtsorganes, z. B. bei einer Innenohrerkrankung, ausgelöst werden.

28. Können epileptische Anfälle Stunden oder Tage dauern?

Epileptische Anfälle können als Status epilepticus Stunden bis Tage dauern. So kennt man Stunden bis Tage aufeinanderfolgende, von einem 3/s-Spike-wave-Muster im EEG begleitete Absencen, in deren Intervall der Kranke das Bewußtsein nicht völlig wiedererlangt. Während eines Status mit Absencen kann das Auffassungsvermögen erschwert sein, die Initiative kann gestört sein, der Kranke ist apathisch. Ein Status epilepticus von Absencen nennt man auch einen Petit-mal-Status.
Auch psychomotorische Anfälle können als Status epilepticus auftreten. Im Vordergrund stehen dann Störungen von Initiative, Schlaf und Appetit. Die Bewegungen sind ungeordnet, das Denken ist gestört. Nicht immer sind einzelne psychomotorische Anfälle klar voneinander abzugrenzen. Während eines Status epilepticus können auch Sprachverständnis und Sprachvermögen gestört sein.
Ein Grand-mal-Status kann mehrere Stunden anhalten und erfordert eine sofortige Notfallbehandlung. Die Untersuchung eines Status epilepticus erfolgt durch den Facharzt mit Hilfe des EEG. Die Unterbrechung des Status epilepticus wird durch geeignete Medikamente erreicht.

29. Warum ist ein Status epilepticus gefährlich?

Ein Status epilepticus mit lang anhaltenden oder in kurzen Abständen sich wiederholenden epileptischen Anfällen ist aus verschiedenen Gründen lebensgefährlich. Es kommt zu einer Übersäuerung des Gehirns und des Körpers. Die Funktion der Nervenzellen wird gestört. Es kommt zur Hirnschwellung und schließlich zu einem starken Anstieg der Körpertemperatur. Trotz bester Behandlung sterben auch heute noch etwa 20% aller Kranken mit einem Status epilepticus. Das Risiko lebensgefährlicher Komplikationen nimmt zu bei verzögertem Einsetzen der medikamentösen sowie einer nicht ausreichenden Erstbehandlung. Je länger ein Status epilepticus anhält, desto größer ist das Risiko. Daher gehört der Kranke mit einem Status epilepticus sofort als Notfall in ein Krankenhaus mit Möglichkeit zur Intensivbehandlung.

30. Kann Lachen Zeichen eines epileptischen Anfalls sein?

Sehr selten gibt es während psychomotorischer Anfälle unmotivierte Lachbewegungen, Lachlaute, lautes Gelächter oder Kichern, vorwiegend bei Kindern und Jugendlichen. Gelegentlich geben die Kranken an, daß es ihnen während des Lachvorganges keinesfalls zum Lachen zumute war. Lachen kommt als ein Symptom bei einer ganzen Reihe weiterer Anfälle vor.

31. Kann nach einem Anfall eine Lähmung auftreten?

Unmittelbar nach einem epileptischen Anfall oder einem Status epilepticus kann eine meist flüchtige Lähmung auftreten. Eine Lähmung, die sich innerhalb einer Woche nicht bessert, kann ein Hinweis auf eine während des Anfalls aufgetretene zusätzliche Schädigung des Gehirns sein.

32. Wodurch werden epileptische Anfälle ausgelöst?

Am häufigsten werden bei Epilepsiekranken epileptische Anfälle ausgelöst durch Weglassen der verordneten Tabletten, durch Schlafmangel sowie durch das Zusammentreffen von Schlafmangel, Nichteinnahme der Tabletten und Alkohol. Falls man zwei bis drei Stunden später einschläft als sonst, kann dies schon einen Anfall auslösen. Am nächsten Morgen länger zu schlafen, um den Schlaf nachzuholen, hilft nicht und schadet sogar eher. Der Grund hierfür liegt darin, daß es nicht auf die Dauer des Schlafs ankommt, sondern auf die Regelmäßigkeit des Einschlafens und des Aufwachens. Häufig kommt es nach Schlafentzug während des verspäteten Aufwachens oder durch brüskes Aufgewecktwerden zum Anfall.

Aufregungen angenehmer und unangenehmer Art führen insgesamt selten zu Anfällen. Es lohnt sich aber, auf einen möglichen Zusammenhang zwischen Aufregung und Anfall zu achten, es im Anfallskalender sorgfältig zu notieren und in der Sprechstunde ausführlich zu schildern. Kann die Ursache der Aufregung oder die eigene Einstellung zu dem Problem verändert werden, kann die Zahl der Anfälle abnehmen. Die Kenntnis der Anfallsauslöser kann, falls nötig, ein Ansatz für eine Psychotherapie werden.

Epileptische Anfälle treten aber weit häufiger unmittelbar nach bestimmten Umgebungsreizen auf. Am häufigsten sind kontrastreiche Hell-Dunkel-Reize anfallsauslösend, wie sie beim Fahren durch eine seitlich von der Sonne angestrahlte Allee von Bäumen oder einen seitlich beleuchteten Lattenzaun entstehen, durch Betrachten der Rotorblätter eines Hubschraubers, durch den Blick auf

schräg beleuchtete Wolken, windbewegte Blätter eines Baumes, sich im Sonnenlicht spiegelnde Wellen eines Sees, Diskothekenlicht, stundenlange Videospiele oder einen defekten Fernsehapparat.
Im Umgang mit dem Fernsehapparat ist folgendes zu beachten. Ist der Apparat defekt, d. h. laufen die Bilder, so soll man keinesfalls sich dem Apparat nähern, sondern dies durch Fernbedienung korrigieren. Man sollte sich einen Farbfernseher anschaffen, weil im Schwarz-Weiß-Fernseher die Kontraste stärker und somit stärker anfallsfördernd sind. Nähert man sich dem Fernseher, z. B. zum Ein- oder Ausschalten, so sollte man ein Auge mit der Hand zudecken. Schließlich ist es vorteilhaft, daß der Fernsehraum beleuchtet ist, so daß der Kontrast vom Fernseher zur Umgebung vermindert wird.
Bei starker Empfindlichkeit gegenüber Hell-Dunkel-Kontrast kann eine Sonnenbrille mit sehr dunklen, vorzugsweise dunkelblauen Gläsern helfen. Sehr viel seltener als durch Hell-Dunkel-Reize werden Anfälle ausgelöst durch Betrachten kontrastreicher Gegenstände oder hell beleuchteter Texte oder Muster. Auch Lesen kann sehr selten Anfälle auslösen. Bei längerem Lesen kommt es zu Kopfschmerzen, Sehstörungen und beim Weiterlesen zu einem großen Anfall, der gelegentlich von Zuckungen des Mundes oder der Kiefer eingeleitet wird.
Sehr selten sind durch Rechnen, Schachspiel, Karten- und Videospiele, Schreiben oder Entscheidungsprozesse ausgelöste Absencen oder generalisierte tonisch-klonische Anfälle. Selbst Töne, Geräusche von Motoren, Kirchenglocken, Quaken von Fröschen oder das Ende eines

Dauertons haben schon Anfälle ausgelöst, wenn auch sicherlich sehr selten. Selbst Musik kann sogar in Einzelfällen Anfälle auslösen. Die Musik hat für den Kranken meist eine romantische oder sentimentale Bedeutung. Die Berührung, z. B. des Scheitels, des Gesichtes oder der Schulter, die Bewegung eines Armes oder Beines sowie das Eintauchen in Wasser einer bestimmten Temperatur, z. B. beim Baden, können extrem selten Anfälle auslösen. Bei Zuckerkranken kann eine Überzuckerung zu bewegungsausgelösten Anfällen führen. Sogar der Gedanke an einen bekannten Anfallsauslöser im Traum kann schon einen Anfall auslösen.

Durch Schreck kann ein Anfall ausgelöst werden, etwa durch Türknallen, Hupen, Telefonklingeln, Fallen eines Tropfens auf die heiße Herdplatte, Stolpern, aber auch durch Überraschung. Abgesehen von dieser seltenen Anfallsauslösung gibt es keinen Hinweis, daß durch Erschrecken eine Epilepsie verursacht wird.

Es ist wichtig, daß man einzelne Auslöser für den Anfall kennt und diese strikt vermeidet. Die Behandlung einer Epilepsie kann nur erfolgreich sein, wenn man alles daransetzt, Anfallsauslöser zu vermeiden.

33. Können Videospiele Anfälle auslösen?

Ja, aber insgesamt sehr selten. Es sind bislang weltweit nur wenige Fälle bekannt geworden, in denen es während eines elektronischen Videospiels mit einem Kleincomputer, vor dem häuslichen Fernseher oder in einem Spielsalon zu epileptischen Anfällen gekommen ist. Das Risiko, daß der erste epileptische Anfall während eines Videospiels auftritt, liegt bei 1,5 zu 100 000 Menschen in der Bevölkerung. In der Regel handelt es sich um Jungen im Alter von 8–15 Jahren, also den typischen Videospieler. Man spricht auch von Videoepilepsie, wenn die Anfälle ausschließlich während Videospielen auftreten. Etwa ein Drittel dieser Kinder hatte schon vorher Anfälle und etwa die Hälfte ist flackerlichtempfindlich. Es gibt aber auch flackerlichtunempfindliche Personen, die bei Videospielen Anfälle bekommen können. Zum einen kann dies ein zufälliges Zusammentreffen sein. Nicht wenige bringen viele Stunden täglich vor diesen Spielen zu. Zum anderen kann auch das Spielen selbst Anfälle auslösen, wie man es auch vom Kartenspielen und Schachspielen kennt. Der Arzt kann feststellen, ob man flackerlichtempfindlich ist, in diesem Fall kann man Schutzmaßnahmen wie eine stark getönte Sonnenbrille oder Zudecken eines Auges in Betracht ziehen oder auf Videospiele verzichten.

34. Kann man epileptische Anfälle selbst auslösen?

Anfälle, die durch einfache oder komplexe Reize auslösbar sind, z. B. durch Photosensibilität, Muster oder Berührung, können von den Kranken selbst ausgelöst werden. Bei Photosensibilität werden durch einzelne oder wiederholte Lichtblitze meist generalisierte Veränderungen mit Spike-waves ausgelöst. Selten kann es auch zur Auslösung von Anfällen kommen. Häufig handelt es sich um geistig behinderte Kinder, selten jedoch auch um normal intelligente Kinder und Erwachsene. Ein suchtartiges Verlangen nach der Anfallsauslösung kann eine Rolle spielen.

35. Ist sexuelle Aktivität schädlich?

Gelegentlich besteht die Sorge, daß durch sexuelle Entfaltung und Aktivität sich die Epilepsie verschlimmert oder die soziale Entwicklung ungünstig beeinflußt wird. Die Vorstellung, daß durch sexuelle Aktivität, sei es Selbstbefriedigung (Masturbation, Onanie) oder Geschlechtsverkehr sich die Epilepsie verschlimmert, ist so falsch, wie sie alt ist. Eine in einer Partnerschaft ruhende sexuelle Aktivität ist sicher nicht gesundheitsschädlich. Die Sorge, daß Jugendliche, die geistig behindert sind, durch sexuelle Aktivität in gefährliche Situationen geraten können, ist nicht ganz unbegründet. Daher ist darauf zu achten, daß sich die Sexualität im Rahmen einer möglichst stabilen Partnerschaft abspielt. Eine ungewollte Schwangerschaft in einer instabilen Partnerschaft, möglicherweise während der Ausbildung oder der Rehabilitation, ist zu vermeiden. Daher ist die geeignete Methode zur Empfängnisverhütung im Gespräch mit dem Frauenarzt zu klären. Es gilt, wie im Umgang mit epileptischen Jugendlichen überhaupt, einen Kompromiß zu finden zwischen einer die soziale Entwicklung einengenden Einschränkung und der Möglichkeit zu eigenen Erfahrungen auch auf sexuellem Gebiet.

36. Verschlimmert eine Schwangerschaft die Epilepsie?

Nein. Falls die Schwangere die Medikamente weiter regelmäßig einnimmt und bei Auftreten eines Anfalls die Dosis erhöht wird, besteht kein erhöhtes Risiko. Die Schwangerschaft selbst verschlimmert die Epilepsie nicht. Die Anfälle können während der Schwangerschaft zunehmen, falls die verordnete Dosis aus Angst vor Mißbildungen des Kindes nicht vollständig eingenommen wird oder falls durch Schlafentzug – auch nach der Geburt – Anfälle provoziert werden.

37. Ist wegen der Epilepsie ein Kaiserschnitt nötig?

Es gibt sehr viele Gründe weshalb auch bei Epilepsiepatientinnen ein Kaiserschnitt notwendig werden kann. Diese Gründe liegen dann vor, wenn Gefahr für Leib oder Leben des Kindes oder der Mutter besteht. Diese Gründe haben aber nichts mit der Epilepsie der Mutter oder der medikamentösen Behandlung der Epilepsie zu tun. Ausschließlich durch die Epilepsie bedingte Gründe für einen Kaiserschnitt gibt es nur sehr selten, wenn überhaupt. Die Tatsache einer Epilepsie alleine rechtfertigt somit in der Regel nicht die Durchführung eines Kaiserschnitts. Vorsichtshalber sollten schwangere Patientinnen mit ihrem Geburtshelfer über diese Frage frühzeitig ein Gespräch führen.

38. Wie hoch ist das Risiko einer Epilepsie bei Nachkommen epileptischer Eltern?

Hat die Mutter eine Epilepsie, so ist das Risiko höher als bei einem epileptischen Vater. Es ist bei generalisierten Epilepsien der Eltern höher als bei fokalen Epilepsien und bei idiopathischen Epilepsien größer als bei symptomatischen Epilepsien. Als grobe Regel kann gelten, daß bei Epilepsie der Mutter das Risiko einer Epilepsie etwa fünf- bis zehnmal höher ist als in der Allgemeinbevölkerung. Da bei 1% der Allgemeinbevölkerung Epilepsien vorkommen, ist das Risiko bei Kindern epileptischer Mütter bei 5–10%. Dies heißt aber, daß 90% der Kinder keine Epilepsie entwickeln. Sind beide Eltern epileptisch, so steigt das Risiko an und ist etwa auf das 10- bis 15fache erhöht. Das heißt aber auch wiederum, daß 85% der Kinder epileptischer Eltern keine Epilepsie entwickeln. In der Regel tritt die Epilepsie der Nachkommen vor dem Erkrankungsalter der Eltern auf.

39. Ist das Impfrisiko bei Kindern mit Neigung zu Anfällen erhöht?

Kinder mit Krampfanfällen in der Vorgeschichte können gegen Diphtherie und Tetanus sowie Keuchhusten geimpft werden, ohne daß mit schwerwiegenden Nebenwirkungen gerechnet werden muß. Kürzlich wurde jedoch empfohlen, bei der Impfung das fiebersenkende Medikament Paracetamol vorsorglich zu geben, um möglichst Fieber zu vermeiden. Daher sind Anfälle in der Vorgeschichte kein Grund, eine Impfung von vornherein abzulehnen. Mit dem Kinderarzt sollte darüber ein ausführliches Gespräch gesucht werden.

40. Ist lokale Betäubung für Epilepsiekranke gefährlich?

Bei vielen kleinen chirurgischen Eingriffen wird üblicherweise eine lokale Betäubung des Operationsgebietes vorgenommen. Ein Beispiel sind Zahn- und Kieferoperationen. Da hierbei Betäubungsmittel eingesetzt werden, die, falls sie versehentlich oder unabsichtlich in die Vene geraten, anfallsfördernd wirken können, zumindest bei Tieren, wird häufig die Frage nach der Gefährlichkeit lokaler Betäubungsmittel gestellt.
Die Antwort ist einfach. Es gibt keine guten Belege, daß bei Lokalbetäubung mehr Anfälle auftreten, vermutlich weil die versehentliche Injektion in eine Vene selten ist. Andererseits ist zu verstehen, daß während einer Operation ein zufällig auftretender Anfall den Operationsablauf stören kann. Daher wird bei länger anhaltenden Operationen, z. B. an mehreren Zähnen, von manchen Ärzten eine Allgemeinnarkose empfohlen.

41. Wie sieht die ärztliche Untersuchung zur Diagnose einer Epilepsie aus?

Eine vollständige ärztliche Untersuchung zur Diagnose einer Epilepsie besteht aus einer ausführlichen Befragung zur früheren und jetzigen Geschichte der Erkrankung und einer ins Detail gehenden Beschreibung der Anfälle. Eine körperliche sowie neurologische fachärztliche Untersuchung ist unbedingt notwendig. In der Regel wird ein Elektroenzephalogramm hinzukommen. Eine Reihe weiterer Untersuchungen dienen dem Zweck, eine zugrundeliegende Erkrankung des Gehirns festzustellen. Hierzu gehört die MR-Untersuchung (MR = Magnetresonanz) des Kopfes. Bei dieser computerunterstützten Untersuchung der Magnetfeldeigenschaften des Kopfes können viel genauer als mit der früher üblichen Computertomographie und ohne Röntgenbelastung zur Epilepsie führende feinste Veränderungen der Hirnrinde erfaßt werden. Heutzutage gehört die MR-Untersuchung zum Standard jeder Erstuntersuchung einer Epilepsie.

Man erkennt u. a. Tumoren, Entzündungen, Mißbildungen und Verletzungen des Gehirns. Ein MR ist bei allen Epilepsien mit Verdacht auf eine Grunderkrankung sowie bei Epilepsien mit fokalen Anfällen erforderlich, selbst in Fällen, in denen das Computertomogramm keine Ursache gezeigt hat. Lediglich bei erblichen, sogenannten idiopathischen Epilepsien ist die MR-Untersuchung nicht notwendig. Im Gegensatz zu früher werden Röntgenaufnahmen des Schädels nicht mehr routinemäßig vorgenommen. Ist ein epilepsiechirurgischer Eingriff geplant, werden weitere spezielle Untersuchungen durchgeführt (siehe Frage 135). Hierzu gehört eine mehrtägige stationäre Untersuchung mit dem nicht-invasiven Langzeit-EEG während der Video-Dokumentation der Anfälle (siehe Video-EEG). Falls nötig, werden hierzu vorübergehend EEG-Elektroden durch eine Operation in den Nervenwasserraum um das Gehirn oder sogar in das Gehirn selbst eingepflanzt. Hinzukommen können neuropsychologische Untersuchungen zur Gedächtnisprüfung und zur Feststellung, welche der beiden Hirnhälften für die Sprache verantwortlich ist.

42. Sind ärztliche Untersuchungen auch bei Anfallsfreiheit notwendig?

Bei einem anfallsfreien Kranken, der noch Medikamente gegen Epilepsie einnimmt, ist alle 6 bis 12 Monate eine Kontrolluntersuchung sinnvoll. Diese kann aus einer körperlichen Untersuchung, insbesondere des Zahnfleisches, der Haare, der Leber sowie der Lymphknoten bestehen. Eine fachärztliche neurologische Untersuchung wird u. a. eine Gleichgewichtsprüfung, eine Prüfung der Augenbewegungen sowie der Reflexe an Armen und Beinen beinhalten. Es werden die Konzentration der Medikamente im Blut sowie das Blutbild und die Leberenzymwerte kontrolliert. Alle diese Untersuchungen werden, falls nötig, auch öfters wiederholt bei Patienten, die noch Anfälle oder Nebenwirkungen der Medikamente aufweisen. In diesen Fällen wird meist eine Vorstellung in zwei- bis vierwöchigen Abständen notwendig sein, bis Anfallsfreiheit oder eine Stabilisierung erreicht wird. Falls innerhalb von 12 Monaten kein befriedigendes Behandlungsergebnis erzielt wird, ist eine Vorstellung bei einem Spezialisten für Epilepsie zu empfehlen. Diese sollte aber immer nach Rücksprache mit dem behandelnden Arzt und niemals hinter seinem Rücken erfolgen, um die Arzt-Patient-Beziehung nicht zu belasten. Es ist für den Kranken von Vorteil, wenn Spezialist und Hausarzt vertrauensvoll zusammenarbeiten.

43. Wozu dient das Elektroenzephalogramm (EEG)?

Das EEG ist eine harmlose, etwa eine dreiviertel Stunde dauernde Untersuchung. Auf der Kopfhaut werden kleine Metallknöpfe mit einer Paste befeuchtet und mit einem Gummibandnetz festgehalten, von denen über dünne Schnüre die Hirnstromkurve schmerzlos aufgezeichnet wird. Das EEG wird in einem bequemen Untersuchungsstuhl bei einem möglichst entspannten, wachen Patienten mit geschlossenen Augen abgeleitet. Gegen Ende wird einige Minuten lang tief und schnell geatmet, und es werden vor den geschlossenen Augen Lichtblitze gezeigt. Falls während der EEG-Untersuchung zufällig ein Anfall auftreten sollte, erhöht dies die Aussagekraft der Untersuchung, da man den Ursprungsort der elektrischen Erregung im Anfall erkennen kann.
Der Facharzt kann aus den Stromkurven Veränderungen erkennen, wie sie bei Patienten mit Epilepsie gehäuft vorkommen. Das EEG hilft zusammen mit der Beschreibung des Anfalls, die Art der Epilepsie zu erkennen. Bei generalisierten Epilepsien kommen Spike-wave-Komplexe im EEG vor. Bei fokalen Epilepsien sind umschriebene Veränderungen der Hirnstromkurve, wie steile oder scharfe Wellen, über einem Hirnabschnitt zu sehen.
Das EEG dient zur indirekten Kontrolle der Behandlung, da bei generalisierten Epilepsien eine gute Beziehung zwischen Anfallsfreiheit und Verschwinden der Spike-wave-Komplexe besteht. Bei fokalen Epilepsien wird durch das EEG zusätzlich die Veränderung des umschriebenen Herdes oder die Entwicklung weiterer Herde kontrolliert.

44. Welche speziellen EEG-Veränderungen gibt es bei einzelnen Epilepsien?

Generell gilt, daß Spike-wave-Komplexe unterschiedlicher Norm und Frequenz bei generalisierten Epilepsien zu finden sind, während umschriebene Veränderungen des EEG mit scharfen oder steilen Wellen auf fokale Epilepsien hinweisen. Häufig ist jedoch eine solche Trennung nicht durchführbar, da sowohl Spike-waves umschrieben an bestimmten Hirnregionen auftreten können, ebenso wie fokale Veränderungen an mehreren Stellen des Gehirns. Schließlich gibt es auch Patienten, die sowohl Spike-Waves wie auch steile Wellen oder scharfe Wellen im selben EEG aufweisen. Zu bedenken ist auch, daß ein Teil der Kranken mit gesicherter Epilepsie gar keine Veränderungen im EEG aufweist.

45. Wie häufig ist eine EEG-Untersuchung notwendig?

Die Zahl der EEG-Untersuchungen und deren Abstände hängen ab von der Frage, die der Facharzt an das EEG hat. Bei nicht anfallsfreien Kranken, bei medikamentösen Nebenwirkungen oder bei psychischen Veränderungen kann die EEG-Untersuchung von Bedeutung sein. Bei anfallsfreien Kranken wird das EEG in größeren Abständen untersucht. Das EEG gewinnt wieder an Bedeutung bei anfallsfreien Patienten während der Verminderung der Dosis und der Zahl der Medikamente. Ein Wiederauftreten von EEG-Veränderungen unter dem Absetzen des Medikamentes ist eine wichtige Information für den Arzt, aus der sich Konsequenzen für das weitere Vorgehen ergeben können.

46. Was versteht man unter einem Video-EEG?

Während eines normalen EEG wird lediglich die Hirnstromkurve aufgezeichnet, wobei die technische Assistentin den Kranken beobachtet. Während eines Video-EEG wird während der normalen EEG-Ableitung der Kranke von einer Videokamera gefilmt. Tritt während der EEG-Untersuchung ein Anfall auf, so ergeben sich aus der Zusammenschau von Anfallszeichen und EEG-Veränderungen Hinweise auf den Ursprung der Erregung zu Beginn des Anfalls. Heutzutage gehört die Video-EEG-Untersuchung, die auch als Monitoring oder Intensiv-EEG-Monitoring bezeichnet wird, zur Standardmethode speziell in der Erkennung und Behandlung von Epilepsien erfahrener Ärzte zum Beispiel in Facharztpraxen, aber auch in Ambulanzen, Kliniken oder Epilepsiezentren.

47. Kann man mit dem EEG alleine eine Epilepsie erkennen?

Nein. Die Diagnose »Epilepsie« beruht auf der Erkennung einzelner epileptischer Anfälle, die wiederholt auftreten. EEG-Veränderungen, wie sie bei Kranken mit Epilepsie vorkommen, sind nicht beweisend für das Vorliegen einer Epilepsie. Dementsprechend behandelt man auch nicht Veränderungen im EEG, sondern die Anfälle des Patienten. Das EEG ist allerdings eine sehr wesentliche Methode, um bei Vorliegen epileptischer Anfälle die Art der Epilepsie genauer zu untersuchen.

48. Schließt ein normales EEG eine Epilepsie aus?

Nein. Das EEG liefert nur zusätzliche ergänzende Informationen. Ebensowenig, wie man aufgrund eines auffälligen EEG eine Epilepsie ohne Nachweis von epileptischen Anfällen annehmen darf, kann man auch nicht bei Nachweis epileptischer Anfälle bei normalem EEG eine Epilepsie verneinen. Eine Epilepsie ist eine Erkrankung, bei der wiederholt epileptische Anfälle nachgewiesen werden. Ob das EEG krankhaft verändert ist oder nicht, ist nicht entscheidend für die Diagnose oder die Ablehnung der Diagnose »Epilepsie«.

49. Was versteht man unter einem Schlaf-EEG?

Ausgehend von der Erfahrung, daß während des Schlafes bei bestimmten Epilepsien sich die EEG-Veränderungen verstärken oder erst auftreten, empfiehlt man den Kranken, eine Nacht lang wachzubleiben und leitet am nächsten Morgen ein normales EEG ab. In dessen Verlauf schläft der Kranke ein, und man kann die durch Schlaf aktivierten EEG-Veränderungen beobachten. Diese sind von großer Bedeutung bei Kranken, deren Wach-EEG keinen ausreichenden Aufschluß gegeben hat.

50. Ist eine EEG-Untersuchung unmittelbar nach dem Anfall von Bedeutung?

Eine EEG-Untersuchung unmittelbar nach dem Anfall ist von großer Bedeutung, weil sie zum einen Hinweis gibt auf die Art des epileptischen Anfalls und zum anderen Hinweise geben kann auf umschriebene Veränderungen des EEG unmittelbar nach dem Anfall. Selbstverständlich muß das EEG nach dem Anfall in Bezug gesetzt werden zu Untersuchungsergebnissen durch den Arzt und der genauen Beschreibung des Anfalls durch den Kranken und Augenzeugen.

51. Kann man aufgrund krankhafter EEG-Befunde die Art der Epilepsie festlegen?

Liegt eine Epilepsie vor, d. h. sind wiederholt epileptische Anfälle aufgetreten, so kann die Art der EEG-Veränderungen Hinweise geben. Allerdings zeigen eine Reihe unterschiedlicher Epilepsien gleiche EEG-Veränderungen, so daß aufgrund des EEG allein eine sichere Zuordnung zu einer einzelnen Epilepsieform nicht immer erfolgen kann.

52. Ist eine Computertomographie bei Epilepsien notwendig?

Bei allen Epilepsien mit Verdacht auf eine Grunderkrankung, d. h. bei Kranken mit auffälligem neurologischem Befund, herdförmigen Veränderungen im EEG oder fokalen Anfällen, hat man früher eine computertomographische Untersuchung durchgeführt, die heutzutage aber von der MR-Untersuchung, auch Kernspintomographie genannt, abgelöst wurde. Lediglich bei Notfällen ist eine computertomographische Untersuchung sinnvoll. Bei nicht anfallsfreien Patienten mit fokalen Epilepsien und Verdacht auf eine Grunderkrankung, die bislang aber noch nicht computertomographisch bewiesen werden konnte, sind MR-Untersuchungen notwendig, da die MR-Untersuchung auch kleinere anfallsverursachende Mißbildungen der Hirnrinde erfaßt, die der Computertomographie entgehen. Dies ist insbesondere von Bedeutung, wenn eine Operation in Frage kommt.

53. Wie oft wird eine Magnetresonanzuntersuchung (MR) bei Epilepsien notwendig sein?

Bei der Magnetresonanzuntersuchung, auch Kernspintomographie genannt, gelingt es infolge der Untersuchung der Magnetfelder des Gehirns, umschriebene Ursachen von Epilepsien zu entdecken. Daher ist die kernspintomographische Untersuchung sinnvoll bei Patienten mit Verdacht auf eine Grunderkrankung des Gehirns. Die Kernspintomographie wird wiederholt, falls bei vorher unauffälligen Befunden der Verdacht bestehen bleibt, oder aber zur Kontrolle eines festgestellten Befundes in längerem Abstand. Der besondere Vorzug der Kernspintomographie besteht in der Erkennung kleinerer anfallsverursachender Mißbildungen des Gehirns, z. B. in der Tiefe des Schläfenlappens. Derartige Veränderungen können zur Unempfindlichkeit der Anfälle gegenüber Medikamenten beitragen. Die operative Entfernung kernspintomographisch erfaßter, anfallsverursachender Gehirnregionen kann zur Linderung oder zur Beseitigung der Anfälle führen.

54. Wozu dient die Positronen-Emissionstomographie (PET) bei Epilepsien?

Der Vorteil dieses Verfahrens ist: es können sehr viele Stoffwechselvorgänge und die Hirndurchblutung dreidimensional im Gehirn lokalisiert werden. Bei Patienten mit fokalen Anfällen sieht man im anfallsfreien Intervall eine große Gehirnregion mit vermindertem Stoffwechsel. Während des Anfalls kommt es im Randgebiet zu einer deutlichen Stoffwechselsteigerung aufgrund der von dort ausgehenden anfallserregenden Gehirnaktivität. Auf diese Weise kann vor einer geplanten Epilepsieoperation das zu entfernende Gebiet genauer umgrenzt werden. Man hofft, daß mit PET-Untersuchungen die Ergebnisse der Epilepsiechirurgie weiter verbessert werden können.

55. Gehen im Anfall Gehirnzellen zugrunde?

Nach häufigen und lang dauernden großen Anfällen und im Status epilepticus können Nervenzellausfälle an bestimmten Stellen des Gehirns vorkommen. Bei einzelnen Anfällen sind Nervenzelluntergänge nicht sicher nachgewiesen. Veränderungen der Nervenzell-Leistung sind bei Tieren allerdings auch schon nach einem einzelnen Anfall beobachtet worden. Hierbei handelt es sich insbesondere um Gedächtnisleistungen, die vom Schläfenlappen des Gehirns ausgehen. Um Krampfschäden zu vermeiden, ist es wichtig, eine Epilepsie frühzeitig zu behandeln, damit möglichst wenige Anfälle auftreten und sich insbesondere kein Status epilepticus manifestieren kann.

56. Vergröbert die Epilepsie die Gesichtszüge?

Bei einigen Kranken mit myoklonisch-astatischen Anfällen und schwerer geistiger Behinderung vergröbern sich die Gesichtszüge aus unbekannten Gründen im Laufe der Erkrankung. Die Lippen werden wulstiger, die Nase wirkt aufgetrieben, die Stirnwülste treten hervor. Die Kranken verlieren etwas von ihrem persönlichen Gesichtsausdruck und ähneln einander zunehmend.

57. Führen Epilepsien zu sexuellen Störungen?

Epilepsien, die vom Schläfenlappen des Gehirns ausgehen, können das sexuelle Bedürfnis verringern. Die verminderte sexuelle Aktivität kann zu Selbstvorwürfen und Depressionen führen. Die Ursachen einer verminderten sexuellen Aktivität sind vielfältig und können durch Medikamente wie Primidon oder Phenobarbital mitbedingt sein, häufiger sind aber Partnerkonflikte. Extrem selten kommt es bei einer Epilepsie des Schläfenlappens zu einer sexuellen Überaktivität, die zu persönlichen oder sozialen Schwierigkeiten führen kann. Eine ausführliche Beratung mit dem Facharzt im Beisein des Partners ist bei Auftreten von Störungen im Sexualbereich zu empfehlen.

58. Kann ein Epilepsiekranker im Anfall sterben?

Epilepsiekranke können während eines Anfalls sterben, falls sie sich verletzen oder ertrinken.
Verletzungen mit Todesfolge treten extrem selten auf. Es handelt sich dabei dann um Blutungen oder Knochenbrüche des Schädels oder der Halswirbelsäule. Während eines Anfalls fehlen die Gegenreflexe und man kann im Wasser rasch ertrinken. Dies passiert leider nicht nur im Schwimmbecken, im See oder Meer, sondern auch im Goldfischteich, im Rinnstein oder in der Badewanne. Daher sollten nicht anfallsfreie Epilepsiekranke prinzipiell duschen und nicht baden. Der Wasserabfluß muß noch funktionieren, selbst wenn der Kranke im Anfall darauf liegt. Schwimmen ist für nicht Anfallsfreie extrem gefährlich.

59. Verschlechtert sich das Gedächtnis bei Epilepsien?

Eine Reihe von Patienten, speziell mit psychomotorischen Anfällen, die vom Schläfenlappen des Gehirns ausgehen, klagen über ein Nachlassen des Gedächtnisses. Es liegen noch keine ausreichenden Untersuchungen über diese Frage vor, jedoch scheint es so zu sein, daß sich tatsächlich im Laufe der Epilepsie das Gedächtnis verschlechtert. Selbst einzelne Anfälle können zu vorübergehenden Gedächtnisstörungen führen. Lang anhaltende Anfälle oder ein Status epilepticus können sogar bleibende Störungen nach sich ziehen. Ob die Epilepsie selbst, die Anfälle oder die Behandlung der Epilepsie oder mit der Epilepsie zusammenhängende Umstände seelischer oder sozialer Art hierfür verantwortlich sind, ist noch nicht ausreichend zu entscheiden. Die zur Zeit beste Vorbeugung gegen Gedächtnisverlust ist eine optimal eingestellte Epilepsie, bei der Anfallsfreiheit ohne Nebenwirkungen auftritt. Es ist allerdings nicht zu leugnen, daß Antiepileptika auch zu Gedächtnisstörungen führen können. Häufig wird jedoch dieser Faktor übertrieben und es werden alle Gedächtnisstörungen auf das Medikament geschoben. Dies ist sicherlich nicht zutreffend. Gedächtnisstörungen werden gelegentlich als Grund angegeben, weshalb der Kranke Antiepileptika nicht mehr einnimmt. Dies führt leider in vielen Fällen dazu, daß die Zahl der Anfälle weiter zunimmt und die Gedächtnisstörung aufgrund der Zunahme der Anfälle voranschreitet. Daher ist eine Gedächtnisstörung kein ausreichender Grund, ohne ausführliche Rücksprache mit dem Arzt die Medikamenteneinnahme zu verringern.

60. Nimmt die Intelligenz im Laufe der Epilepsie ab?

Diese Frage ist bislang noch nicht ausreichend zu beantworten, da zu wenige psychologische Untersuchungen vor – und im Vergleich dazu – während der Behandlung durchgeführt wurden. In einer Untersuchung bei epileptischen Kindern ergab sich zu Beginn und nach dreijähriger Behandlung keine Abnahme der Intelligenz. Kinder mit einer Grunderkrankung des Gehirns, die zur Epilepsie führte und Kinder mit mehr als einer Art von epileptischem Anfall, zeigten schon vor der Behandlung bei der ersten Untersuchung deutlich schlechtere Werte. Bei etwa jedem zehnten Kranken mit niedrigem Intelligenzquotienten verschlechterte sich dieser im Laufe der Jahre zusätzlich. Kranke mit Intelligenzabbau hatten häufiger Anfälle, nahmen mehrere Medikamente ein und hatten höhere Blutspiegel und waren bei Beginn der Epilepsie jünger. Zusammenfassend ist also davon auszugehen, daß Epilepsiekranke ohne weitere Hirnschäden normal intelligent sind und es auch bleiben. Bei Hirnschäden ist häufig die Intelligenz schon zu Beginn der Epilepsie und der Behandlung vermindert und nimmt in etwa 10% noch zusätzlich ab. Ein vorbelastetes Gehirn wird eher durch Medikamente und Anfälle belastet, als ein bis auf die Epilepsie gesundes Gehirn.

61. Stirbt man früher, wenn man eine Epilepsie hat?

Die Todesursachen von Epilepsiekranken sind abhängig vom Erkrankungsalter. Bei Säuglingen mit BNS-Krämpfen sind häufig zusätzlich schwere Mißbildungen und Stoffwechselstörungen des Gehirns zu beobachten. Todesursachen sind Komplikationen der Erkrankung, wie Status epilepticus, aber auch Komplikationen der Behandlung, wie Lungenentzündung, Blasen- oder Nierenentzündung. Bei Epilepsien mit myoklonisch-astatischen Anfällen treten ebenfalls oft zusätzliche Hirnschäden auf. Es gelten ähnliche Todesursachen wie bei Säuglingen mit Blitz-, Nick-, Salaam-Krämpfen. Insgesamt scheint aber die Häufigkeit von Todesfällen geringer zu sein. Bei Epilepsien mit Absencen oder anderen Anfällen, die im Schulalter oder später beginnen, treten Todesfälle nicht häufiger auf als in der Allgemeinbevölkerung. Die häufigsten Todesursachen im Jugendlichen- und Erwachsenenalter sind tödlich verlaufende Grunderkrankungen des Gehirns, die aber nicht der Epilepsie angelastet werden dürfen. Die Selbsttötungsrate ist bei Kranken mit Epilepsie höher als in der übrigen Bevölkerung. Selbsttötung ist bei schwer behandelbaren Epilepsien keine seltene Todesursache, besonders wenn zusätzlich Psychosen und schwere Depressionen auftreten. Die Epilepsie selbst ist aber keine Geisteskrankheit.

Eine weitere häufige Todesursache ist Ertrinken. Es handelt sich dabei keineswegs nur um Nichtschwimmer oder Kranke mit großen Anfällen. Auch während eines kleinen Anfalls verliert man die Orientierung und kann Wasser einatmen. Wegen der fehlenden Reflexabwehr strömt das

Wasser ungehindert in die Lungen. Daher sollte man nicht schwimmen, falls man nicht anfallsfrei ist. Ohne Aufsicht ist Schwimmen auch bei Anfallsfreiheit riskant.
Tödliche Verletzungen des Gehirns infolge eines Anfalls sind sehr selten. Eine zu spät erkannte Gehirnblutung oder eine Verletzung des Rückenmarks im Anfall kommen vor. Unter Autofahrern mögen einige tödliche Verkehrsunfälle, bei denen eine bislang als gesund geltende Person trotz einer Kurve schnurstracks mit voller Geschwindigkeit auf ein Hindernis geprallt ist, Folge eines ersten großen Anfalls gewesen sein. Durch die Streckung der Beine im Anfall wird das Gaspedal voll durchgedrückt, und die Streckung der Arme des bewußtlosen Patienten läßt keine Lenkbewegung mehr zu.
Auch heute kann ein Status epilepticus großer Anfälle noch zum Tode führen, in der Regel aber bei bereits allein schon tödlich ausgehenden Grunderkrankungen. Die häufigste Ursache eines Status epilepticus bei Kranken mit Epilepsie ist das plötzliche Weglassen der Medikamente. Extrem selten führen Erkrankungen durch Medikamente gegen Epilepsie zum Tod. Hierzu gehören Überempfindlichkeitsreaktionen der Schleimhäute und Bluterkrankungen, die in den ersten Monaten der Behandlung auftreten. Extrem selten kann es auch in den ersten Monaten einer Behandlung mit Valproinsäure zu einer tödlichen Lebererkrankung kommen.
Noch ganz ungeklärt sind sehr selten auftretende plötzliche und unerwartete Todesfälle bei Kranken mit Epilepsie, die morgens tot im Bett aufgefunden werden. Selbst eine ausführliche Untersuchung kann die Todesursache

nicht klären. Es fällt auf, daß sie meist nicht anfallsfrei waren und sehr niedrige Blutspiegel der Medikamente aufwiesen. Ob ein Anfall für Herzrhythmusstörungen verantwortlich ist, ist noch nicht geklärt. Immerhin besteht die Möglichkeit, daß eine zur Anfallsfreiheit führende Behandlung diese Patienten gerettet hätte.
Wenngleich meist die Grunderkrankung für die erhöhte Sterblichkeit verantwortlich ist, haben dennoch Patienten mit idiopathischen Epilepsien ein etwa 1,6fach höheres Sterblichkeitsrisiko als die übrige Bevölkerung.

62. Macht Epilepsie unfruchtbar?

Bislang liegt kein Beweis vor, daß epileptische Männer unfruchtbar sind. Einzelne Berichte, daß durch die Epilepsie oder die Medikamente der Samen sowie die männliche Hormonproduktion gestört ist, lassen noch nicht den Schluß zu, daß epileptische Männer unfruchtbar sind. Die Beurteilung wird erschwert, weil epileptische Männer häufiger ledig bleiben.
Ob epileptische Frauen unfruchtbar sind, ist nicht klar zu beantworten. Es gibt Berichte, wonach mit Unfruchtbarkeit einhergehende zystische Veränderungen der Eierstöcke bei Epilepsien häufiger sind. Zusammenfassend ist also zu sagen, daß es einige Hinweise gibt, daß die Epilepsie oder die mit ihr zusammenhängenden Begleitumstände sozialer, psychischer oder medikamentöser Art die Fruchtbarkeit verringern. Ausreichende Untersuchungen liegen hierüber jedoch noch nicht vor. Ob einzelne Medikamente wie die Valproinsäure dabei eine Rolle spielen, ist jedoch noch unklar. In Einzelfällen scheint jedoch die Valproinsäure zu Unfruchtbarkeit führen zu können, so daß bei Kinderwunsch mit dem Facharzt über eine Umstellung der Behandlung zu sprechen ist.

63. Dürfen Epilepsiekranke Kinder bekommen?

Die Nachkommen epilepsiekranker Eltern haben ein etwa 2- bis 3fach erhöhtes Risiko von Fehlbildungen des Herzens, des Kiefers, des Gaumens, des Darms, des Knochensystems sowie ein 2- bis 10fach erhöhtes Risiko einer Epilepsie. Zusätzlich können Antiepileptika während der Schwangerschaft zu verschiedenen kleineren Fehlbildungen beim Kind führen. Dennoch sind all diese Risiken bei starkem Kinderwunsch und gefestigter Bindung kein ausreichender Grund, um auf Kinder zu verzichten. Häufig ist es allerdings nicht die Epilepsie selbst oder die mit der Behandlung verbundenen Risiken für die Nachkommen, sondern die Beurteilung, ob die Eltern tatsächlich in der Lage sind, sich um das Kind ausreichend zu kümmern, welche die Entscheidung bestimmt.

64. Soll man einen Epilepsie-Ausweis tragen?

Bei einem Notfall ist es sehr hilfreich für den Arzt oder den Notsanitäter zu wissen, daß eine Epilepsie vorliegt, welche Medikamente eingenommen werden und wie die Adresse und Telefonnummer des behandelnden Arztes lautet. Auf diese Weise wird eine optimale Betreuung auch im Notfall erleichtert. Daher ist ein Zettel mit Name, Vorname, Geburtsdatum, Medikamentenname und Tagesdosis sowie Adresse und Telefonnummer des behandelnden Arztes bei sich zu führen.

65. Darf man im Flugzeug reisen?

Gelegentlich wird Epilepsiekranken von Flugreisen wegen der angeblich anfallsfördernden Wirkung abgeraten. Hierfür gibt es jedoch keinen Beleg. Allerdings kann ein Anfall in einem Flugzeug einigen Wirbel verursachen. Einzelne Fluggesellschaften machen daher Auflagen für Flugreisende mit Epilepsie. Epilepsiekranke mit einer ärztlichen Bescheinigung, welche die Flugreisefähigkeit bejaht, werden von den meisten europäischen Fluggesellschaften ohne Begleitperson befördert. Die Medikamente werden wie zu Hause eingenommen. Am besten unterrichtet man die Flugbegleiterin vorsichtshalber, welche Maßnahmen während und nach einem Anfall sinnvoll sind. Zeitverschiebungen bei Interkontinentalflügen können zu anfallsfördernden Schlafstörungen führen. Daher wird man, falls nötig, eine Schlaftablette (z. B. Nitrazepam®) nach Ankunft einnehmen, um sich rasch an den neuen örtlichen Schlafrhythmus anzupassen.Beachtet man diese Gesichtpunkte, verursachen selbst interkontinentale Flugreisen keine besonderen Probleme. Wichtig: Die Epilepsiemedikamente gehören nicht in den Koffer, sondern griffbereit in das Handgepäck.

66. Wieviel Alkohol darf man trinken?

Trinken von alkoholischen Getränken ist niemals gesund. Nicht wenige Menschen werden chronisch alkoholkrank. Alkohol ist für Epilepsiekranke besonders ungünstig, weil Nebenwirkungen der Medikamente, wie Gleichgewichtsstörungen, Doppeltsehen und Müdigkeit verstärkt werden. Daraus darf man aber keinesfalls den verkehrten Schluß ziehen, die Medikamente wegzulassen, wenn man Alkohol getrunken hat. Die Antwort ist vielmehr, daß man eben keinen Alkohol trinkt, wenn man ihn nicht verträgt. Daher ist Alkohol, wenn überhaupt, nur in kleinen Mengen zu trinken, d. h. ein bis zwei Gläser Bier oder Wein pro Tag.
Höherprozentige Getränke wie Schnaps, Whisky und Wodka sind unbedingt zu meiden. Alkohol kann selbst in kleinen Mengen bei einigen Patienten anfallsauslösend wirken, insbesondere dann, wenn zusätzlich Schlafentzug auftritt. Die Kombination von Alkoholkonsum und Schlafmangel wirkt deutlich anfallsfördernd. Die Entscheidung im Einzelfall wird im Gespräch mit dem Arzt fallen. Auch hier gilt der Grundsatz, den Kranken so wenig wie notwendig einzuschränken.

67. Darf man rauchen?

Rauchen ist immer ungesund. Rauchen wirkt aber nicht anfallsfördernd. Es gibt zwei Einschränkungen für Epilepsiekranke. Lebt der Epilepsiekranke allein, so kann er während eines Anfalls sich und seine Umgebung verbrennen. Schwangere Epilepsiekranke sollten möglichst nicht rauchen, um das ohnehin erhöhte Risiko von Fehlbildungen nicht noch weiter zu erhöhen.

68. Haben Zuckungen beim Einschlafen etwas mit Epilepsie zu tun?

Nein. Einschlafzuckungen sind keine Zeichen einer Epilepsie und gehen auch nicht mit EEG-Veränderungen einher. Einschlafzuckungen erhöhen auch nicht das Risiko, an einer Epilepsie zu erkranken.

69. Haben Epilepsiekranke auch Ohnmachten?

Ohnmachten sind meist innerhalb weniger Sekunden auftretende Störungen mit Hinsinken und einer kurz dauernden Erinnerungslücke (nach Vorboten wie Schwarzwerden vor Augen, Schwindel, Übelkeit, Augenflimmern, Schweißausbruch). Durch längeres Stehen, schnelles Aufrichten aus dem Liegen, Schmerzen oder Erschrecken sowie übermäßigen seelischen oder körperlichen Streß können Ohnmachten ausgelöst werden. In der Regel bereitet die Unterscheidung einer Ohnmacht von epileptischen Anfällen keine Schwierigkeiten. Nicht so selten wie früher angenommen kann es im Rahmen einer Ohnmacht zu Zuckungen oder Versteifungen der Muskulatur kommen. Diese manchmal beobachteten tonischen oder klonischen Zeichen ohne Anfallsmuster im EEG dürfen nicht mit epileptischen Anfällen verwechselt werden. Sehr selten kann es infolge der verminderten Hirndurchblutung, welche die Ursache der Ohnmacht darstellt, auch zu nachfolgenden Grand-mal-Anfällen kommen. Durch eine genaue Befragung gelingt es, Ohnmachten von epileptischen Anfällen zu unterscheiden. Ohnmachten treten bei Epilepsiekranken insgesamt nicht häufiger auf als in der übrigen Bevölkerung.

70. Hat Migräne etwas mit Epilepsie zu tun?

Bei Migräne handelt es sich um anfallsweise auftretende, wiederholte Kopfschmerzen vor allem im Erwachsenenalter, die häufiger halbseitig als beidseitig auftreten. Die Seite kann wechseln. Die Kopfschmerzen setzen allmählich ein und können mit zusätzlichen Störungen wie Übelkeit und Erbrechen einhergehen. Lichtempfindlichkeit kann ebenfalls auftreten. Es werden Beziehungen zwischen Migräne und Epilepsie vermutet. Eine sichere Verwandtschaft zwischen beiden Erkrankungen ist jedoch noch nicht nachgewiesen, mit Ausnahme einiger sehr seltener Epilepsien des Kindesalters.

71. Haben Kopfschmerzen etwas mit Epilepsie zu tun?

Kopfschmerzen können nach epileptischen Anfällen auftreten, sowohl nach generalisierten tonisch-klonischen Anfällen wie auch nach komplex-fokalen Anfällen. Sie halten in der Regel einige Stunden an und sind meist von einem Gefühl der Mattigkeit begleitet. Kopfschmerzen selbst erhöhen nicht das Risiko, eine Epilepsie zu entwickeln. Sehr selten können Kopfschmerzen auch ein Zeichen eines epileptischen Anfalls sein. Schließlich können bei Patienten mit Epilepsie Kopfschmerzen als Nebenwirkung von Medikamenten auftreten, z. B. bei Einnahme von Ethosuximid, Carbamazepin oder Felbamat.

72. Können Bauchschmerzen Zeichen eines epileptischen Anfalles sein?

Wenige Minuten dauernde heftige, meist schneidende Schmerzen oder Druckgefühl in der Nabelgegend, gelegentlich auch andere Bauchbeschwerden, können eine Aura, also einen fokalen epileptischen Anfall, darstellen. Sie treten häufiger bei Kindern als bei Erwachsenen auf. Diese sogenannten abdominalen epileptischen Anfälle sind allerdings sehr selten. Andere Ursachen für Bauchschmerzen sind auch bei Kindern mit Epilepsie weitaus häufiger.

73. Haben Alpträume etwas mit Epilepsie zu tun?

Alpträume sind meist ängstigende Erlebnisse während des Traums. Sie haben mit Epilepsie überhaupt nichts zu tun. Alpträume erhöhen auch nicht das Risiko, eine Epilepsie zu entwickeln. Bei Kindern jenseits des 3. und 4. Lebensjahres kann es zu Schlafstörungen kommen, die als Pavor nocturnus bezeichnet werden. Mitten in der Nacht fahren die Kinder plötzlich mit angstvollem Geschrei hoch, sind unruhig, verlassen das Bett, klammern sich hilfesuchend an andere und sind einige Zeit nicht orientiert, erwachen aber nicht völlig. Allmählich lassen sie sich beruhigen und schlafen weiter. Diese Schlafstörung ist ebenfalls ohne Beziehung zur Epilepsie.

74. Hat Schlafwandeln etwas mit Epilepsie zu tun?

Beim Schlafwandeln handelt es sich um einen Dämmerzustand mit nächtlichem Aufstehen aus dem Schlaf heraus bei meist ausreichender räumlicher Orientierung, geordnetem Gehen, ausnahmsweise Klettern, häufig zur Lichtquelle hin. Verletzungen können vorkommen. Falls nötig, sollten Türen und Fenster gesichert werden. Treppen- und Fensterstürze sind beschrieben worden. Beziehungen zur Epilepsie bestehen nicht. Schlafwandler haben auch kein erhöhtes Risiko, eine Epilepsie zu entwickeln. Zu unterscheiden ist Schlafwandeln von seltenen nächtlichen psychomotorischen Anfällen. Die Unterscheidung erfolgt, weil sie durch Befragung von Augenzeugen und EEG-Untersuchungen nicht möglich ist, am besten durch Ganznachtableitungen in speziell ausgestatteten Kliniken.

75. Kommen nicht-epileptische Anfälle bei Epilepsiekranken auch vor?

Bei Epilepsiekranken können eine Reihe nicht-epileptischer Anfälle, z. B. Ohnmachten oder psychogene Anfälle, vorkommen. Die Unterscheidung epileptischer Anfälle von nicht-epileptischen Anfällen kann außerordentlich schwierig sein und erfordert häufig eine stationäre Beobachtung mehrerer Anfälle mit gleichzeitiger Registrierung des EEG während des Anfalls und die Bestimmung des Neurohormons Prolactin im Blut, das bei epileptischen Anfällen ansteigt, nicht aber bei nicht-epileptischen Anfällen.

Die Behandlung

76. Wie hilft man bei einem großen epileptischen Anfall?

Während des großen Anfalls verspannt sich der Körper und gerät in Zuckungen. Um Verletzungen zu vermeiden, legt man den Kopf des Kranken auf eine weiche Unterlage. Man zieht den Kranken aus einer Gefahrenzone wie Straße, Geländer oder Wasser. Man läßt ihn, so geschützt vor Verletzungen, in Ruhe wieder zu sich kommen. Man wird nicht versuchen, einen Keil oder Ähnliches in den Mund zu pressen, da dabei häufig Verletzungen der Zähne oder des Gaumens entstehen können.
Man faßt den Kranken nicht unnötig an. Nach dem Anfall kann der Kranke verwirrt sein, und es kann 5 bis 30 Minuten dauern, bis er wieder ganz in Ordnung ist. Haben die Zuckungen aufgehört, legt man ihn sachte zur Seite, damit der Speichel aus dem Mund ablaufen kann. Man gibt ihm nichts zu essen oder zu trinken und bleibt bei ihm, bis er wieder ganz wach ist. Medikamente oder Mund-zu-Mund-Beatmung sind nicht nötig.
Stellen Sie sich vor, Sie würden plötzlich aus dem Schlaf gerissen und sind noch schlaftrunken. So fühlt sich vermutlich ein Kranker unmittelbar nach dem Anfall. Da möchte man doch in Ruhe gelassen werden, oder nicht?
Es ist nicht notwendig, bei einem einzelnen Anfall einen Krankenwagen oder einen Arzt zu rufen, es sei denn, der Kranke beginnt nicht wieder richtig zu atmen, hat sich verletzt oder möchte auf eigenen Wunsch ins Krankenhaus. Während des Anfalls setzt die Atmung für 10 bis 15 Sekunden aus, das gehört zu einem normalen Ablauf des Anfalls und führt niemals zu bleibenden Schäden.

77. Ist erste Hilfe bei Absencen nötig?

Während des kurzen Anfalls ist keine Hilfe nötig. Man bleibt bei dem Kranken, bis er wieder ganz in Ordnung ist. Falls der Anfall nicht aufhört und länger als 30 Minuten anhält, ist der Kranke einem Arzt vorzustellen. Es könnte sein, daß er ununterbrochen sehr viele Absencen hat und sich in einem Status epilepticus von Absencen befindet.

78. Wie sieht die erste Hilfe bei einem psychomotorischen Anfall aus?

Während des Anfalls läßt man den Kranken in Ruhe und versucht nicht, ihn fest- oder aufzuhalten. Er ist sachte aus Gefahrenbereichen zurückzuhalten. Falls er sich nicht verletzen kann, läßt man ihn ruhig umhergehen. Man redet nicht auf ihn ein, sondern beobachtet ihn in Ruhe. Nach dem Anfall kann der Kranke bis zu 20 Minuten verwirrt sein, man läßt ihn wiederum in Ruhe, aber nicht aus den Augen, bis er ganz in Ordnung ist. Die Gabe von Medikamenten oder ein Notarzt sind nicht notwendig. Dauert ein solcher Anfall länger als eine halbe Stunde oder schließen sich mehrere Anfälle ununterbrochen an, ohne daß der Kranke wieder ganz in Ordnung ist, handelt es sich um einen Status epilepticus psychomotorischer Anfälle. In diesem Fall sollte der behandelnde Nervenarzt angerufen werden. Ist dieser nicht zu erreichen, sollte der Kranke in der Nothilfe eines nahegelegenen Krankenhauses vorgestellt werden.

79. Warum behandelt man überhaupt eine Epilepsie?

Das Ziel der Behandlung ist es, weitere Anfälle zu verhindern. Dies ist deshalb sinnvoll, weil das wiederholte Auftreten von Anfällen ein gesundheitliches Risiko darstellt. Man kann sich, wenn auch sehr selten, während eines Anfalls verletzen. Man kann, wenngleich dies auch noch nicht bewiesen ist, während eines Anfalls infolge von Herzrhythmusstörungen sterben. Handelt es sich um Anfälle mit Bewußtseinsstörung, so ist während dieser Zeit die geistige Aufnahmefähigkeit gestört, was bei Schulkindern zu Lernstörungen, bei Jugendlichen zu beruflichen Störungen und bei Erwachsenen zu beruflichen Schwierigkeiten führt. Werden Anfälle von Augenzeugen beobachtet, so kann dies zu sozialen Schwierigkeiten infolge der Vorurteile gegen Epilepsien führen. Angehörige ängstigen sich, wenn ein Anfall auftritt. Der Kranke selbst erleidet eine Reihe von Nachteilen, wenn weiterhin Anfälle auftreten. Er fühlt sich isoliert, Anfälle können peinlich sein, falls Dritte zugegen sind.

80. Was ist das Ziel der medikamentösen Behandlung einer Epilepsie?

Anfallsfreiheit ohne Beeinträchtigung der körperlichen und psychischen Leistungsfähigkeit sowie ein möglichst ungestörtes schulisches, berufliches und soziales Leben.

81. Ist eine medikamentöse Behandlung schon nach dem ersten großen Anfall notwendig?

Nein, in der Regel nicht. Sind für diesen ersten Anfall Anfallsauslöser wie Schlaf- oder Alkoholentzug, Streß, Überanstrengung oder starke Aufregungen zu erfassen, wird man diese in Zukunft vermeiden. Finden sich keine Anfallsauslöser, liegt in der Familie eine Epilepsie vor oder bestehen im EEG Veränderungen, wie sie bei Epilepsien vorkommen, so wird man im Einzelfall im Gespräch mit dem Arzt entscheiden, ob eine medikamentöse Behandlung sinnvoll ist, da das Risiko der Entwicklung einer Epilepsie in diesem Fall zwischen 20 und 70% schwankt. Ein Kranker, der in großer Sorge vor dem nächsten Anfall lebt, oder Angehörige, die sich ebenfalls sorgen, daß nochmal ein Anfall auftreten könnte, werden eher geneigt sein, das Risiko einer unter Umständen unnötigen Behandlung einzugehen. Unnötig insofern, da ein großer Teil der Patienten auch ohne Behandlung eben keinen weiteren Anfall bekommen wird. Daher ist die Entscheidung zu einer medikamentösen Behandlung nach einem ersten großen Anfall eine Ermessensfrage, die im Gespräch mit dem Arzt entschieden wird.
Handelt es sich bei dem ersten epileptischen Anfall um einen kleinen Anfall, wie etwa Absencen oder komplex-fokale Anfälle, so ist eine medikamentöse Behandlung in jedem Fall zu empfehlen. Die Gründe hierfür sind: mit Fortschreiten der Epilepsie sinken die Therapiechancen, falls weitere Anfälle hinzukommen; das gute Ansprechen der Epilepsie auf frühzeitige Behandlung; das Risiko, daß mit Hinzukommen großer Anfälle die Therapiechancen sich drastisch verschlechtern.

82. In welchem Fall ist eine medikamentöse Behandlung einer Epilepsie unbedingt notwendig?

Bei Auftreten kleiner epileptischer Anfälle, wie Absencen oder komplexer fokaler Anfälle bzw. häufiger großer Anfälle, d. h. mehr als zwei großer Anfälle in sechs Monaten, ist die Wahrscheinlichkeit der Entwicklung einer Epilepsie so groß, daß in jedem Fall eine medikamentöse Behandlung zur Verhinderung weiterer Anfälle unbedingt zu empfehlen ist. Versäumt man eine frühzeitige Behandlung einer Epilepsie mit kleinen epileptischen Anfällen, so kommen komplizierend zusätzliche große Anfälle hinzu, und die Behandlungschancen sinken. Mittlerweile ist belegt, daß die Therapiechancen einer Epilepsie um so größer sind, je früher die Behandlung beginnt.

83. Ist eine medikamentöse Behandlung wegen eines auffälligen EEG notwendig, obwohl niemals Anfälle aufgetreten sind?

Nein. Es werden immer nur Kranke mit epileptischen Anfällen behandelt, nicht die Veränderungen im EEG. Die Begründung liegt darin, daß es eine ganze Reihe von Menschen mit auffälligen EEG-Veränderungen gibt, wie sie bei Epilepsien vorkommen, die niemals in ihrem Leben einen epileptischen Anfall haben werden. Daher ist eine EEG-Veränderung alleine kein Grund für eine medikamentöse Behandlung. Eine Ausnahme bildet im frühen Kindesalter das Krankheitsbild des bioelektrischen Status im Schlaf mit langanhaltenden EEG-Veränderungen, das unbehandelt zum Abbau der Denkleistung führen kann.

84. Wie wirken die Medikamente gegen Epilepsie?

Die einzelnen Medikamente wirken unterschiedlich auf die Membran der epileptischen Nervenzelle sowie auf die Zusammensetzung hemmender und erregender chemischer Substanzen, sogenannter Neurotransmitter, welche die Aktivität der epileptischen Nervenzelle beeinflussen. Die meisten Medikamente haben mehrere Wirkorte an oder in der Nervenzelle. Bislang ist es noch nicht möglich, alleine aus dem Wirkungsmechanismus an der Nervenzelle zu erklären, weshalb dieses oder jenes Medikament für diese oder jene Art von Epilepsie besonders wirksam ist. Man kann auch noch nicht erklären, weshalb ein Kranker mit einem Medikament der ersten Wahl besser zu behandeln ist, als mit einem anderen Medikament der ersten Wahl. Daher ist es notwendig, ein Medikament der ersten Wahl ausreichend hoch zu dosieren und seine Wirkung beim einzelnen Kranken zu prüfen.

85. Welches sind die wirksamsten Medikamente gegen Epilepsie?

Es gibt kein einzelnes Medikament, das für alle Arten von Epilepsien am besten geeignet ist. Daher ist die Frage jeweils zu beantworten für die einzelnen Arten von Epilepsien. Für Epilepsien mit kleinen fokalen Anfällen, wie Jackson-Anfällen, Adversivkrämpfen, komplex-fokalen Anfällen (psychomotorischen Anfällen) sind Carbamazepin, Phenytoin oder Valproinsäure am wirksamsten (Tabelle). Für große Anfälle sind Carbamazepin, Phenytoin, Valproinsäure sowie Phenobarbital und Primidon die wirksamen Mittel. Für kleine generalisierte Anfälle, wie Absencen, Impulsiv-Petit-mal und myoklonisch-astatische Anfälle sind Ethosuximid und Valproinsäure die wirksamsten Medikamente. Für Epilepsien im Säuglingsalter mit Blitz-, Nick-, Salaam-Krämpfen sind Vigabatrin, Valproinsäure, Benzodiazepine sowie Steroidhormone am wirksamsten. Moderne Medikamente wie Lamotrigin und Vigabatrin sind ähnlich wirksam wie Carbamazepin oder Phenytoin, aber möglicherweise sogar noch etwas verträglicher, was Verlangsamung und Müdigkeit angeht. Bestätigen sich Laborerfahrungen, so führen die meisten neuen Medikamente möglicherweise nicht zu Fehlbildungen während der Schwangerschaft. Um dies für den Menschen einigermaßen verläßlich beurteilen zu können, sind allerdings Beobachtungen an jeweils 300 Schwangerschaften notwendig, die derzeit noch nicht vorliegen.

Die Erstbehandlung einer Epilepsie wird daher je nach der Art der Anfälle mit einem dieser Medikamente beginnen. Die Erstbehandlung einer Epilepsie beginnt immer nur mit einem Medikament in einer sogenannten Monotherapie. Die gleichzeitige Gabe mehrerer Medikamente gegen Epilepsie ist nicht zu empfehlen, da es zu störenden Wechselwirkungen zwischen den Medikamenten kommen kann, es schwerfällt zu erkennen, worin die Wirkung und die Nebenwirkungen des einzelnen Medikamentes bestehen und zudem die Behandlung mit einem Medikament in den allermeisten Fällen ausreicht.

Tabelle. Medikamente gegen Epilepsie. Die Medikamente der ersten Wahl sind unterstrichen.

Arzneimittel	Handelsname (Auswahl)
Acetazolamid	Diamox
Kaliumbromid	Dibro-Be
<u>Carbamazepin</u>	Sirtal, Tegretal, Tegretal retard, Timonil, Timonil retard
Chloralhydrat	Chloralhydrat-Rectiole
Clobazam	Frisium
Clonazepam	Rivotril
<u>Diazepam</u>	Diazepam Desitin rectal tube
<u>Ethosuximid</u>	Petnidan, Suxinutin
Felbamat	Taloxa
Gabapentin	Neurontin
Lamotrigin	Lamictal
Mephenytoin	Epilanex
Mesuximid	Petinutin
<u>Phenobarbital</u>	Luminal, Luminaletten, Phenaemal, Phenaemaletten
<u>Phenytoin</u>	Epanutin, Phenhydan, Zentropil
<u>Primidon</u>	Liskantin, Mylepsinum, Resimatil
Sultiam	Ospolot
Tiagabin	Gabitril
Topiramat	Topamax
<u>Valproinsäure</u>	Convulex, Ergenyl chrono, Leptilan, Mylproin, Orfiril retard
Vigabatrin	Sabril

86. In welchen Fällen wird Carbamazepin eingesetzt? Wie ist seine Wirkung? Welche Nebenwirkungen sind häufig?

Carbamazepin wird unter den Handelspräparatenamen Sirtal®, Tegretal®, Timonil® sowie Timonil® retard und Tegretal® retard eingesetzt. Carbamazepin ist ein Mittel der ersten Wahl zur Behandlung von kleinen fokalen Anfällen und von großen Anfällen. Es ist nicht wirksam bei kleinen generalisierten Anfällen.
Man beginnt mit kleinen Dosen, die allmählich erhöht werden. Um eine ausreichende Wirkung zu erzielen, sind mittlere Tagesdosen von 30 mg/kg für Kinder und 20 mg/kg für Erwachsene notwendig. Nebenwirkungen von Carbamazepin sind Schwindel, Gleichgewichtsstörungen, Übelkeit sowie Doppeltsehen und Müdigkeit. Häufig treten diese Nebenwirkungen einige Stunden nach der Einnahme der Tablette auf. Sehr selten sind Erbrechen, Mundtrockenheit, Kopfschmerzen und Juckreiz. Treten Nebenwirkungen auf, so kann häufig eine geschickte Verteilung der einzelnen Dosen, mit der Hauptdosis unmittelbar vor dem Einschlafen, die Beschwerden abklingen lassen. Bei Auftreten dieser Nebenwirkungen ist sofort der Arzt zu verständigen, der dann durch eine Bestimmung der Konzentration des Medikamentes im Blut erkennen kann, ob tatsächlich eine Überdosierung vorliegt. Nimmt man unter der Einnahme von Carbamazepin deutlich an Gewicht zu, so ist dies dem Arzt zu melden.

87. In welchen Fällen wird Valproinsäure eingesetzt? Wie ist seine Wirkung? Welche Nebenwirkungen sind häufig?

Valproinsäure wird unter den Handelspräparatenamen Convulex®, Ergenyl®, Leptilan®, Mylproin® und Orfiril® sowie Orfiril® retard verkauft. Valproinsäure ist wirksam zur Behandlung kleiner generalisierter und fokaler Anfälle sowie großer Anfälle, somit aller Arten epileptischer Anfälle. Dies ist ein Vorteil gegenüber Ethosuximid, das zwar auch bei kleinen generalisierten Anfällen wirksam ist, jedoch nicht bei großen Anfällen. Man wird einschleichend die Tagesdosis erhöhen. Um die volle Wirkung zu entfalten, ist eine mittlere Tagesdosis von 30 mg/kg bei Kindern und 20 mg/kg bei Erwachsenen nötig.
Überempfindlichkeitsreaktionen sind sehr selten. Bei Überdosierung können fein- bis grobschlägiges Zittern und Schläfrigkeit auftreten. Zu Beginn der Behandlung (und meist vorübergehend) können Appetitlosigkeit, Übelkeit, Erbrechen sowie Gewichtszunahme und Appetitsteigerung auftreten. Zwei schwerwiegende Nebenwirkungen der Valproinsäure sind die Teratogenität, d. h. das vermehrte Auftreten von Fehlbildungen der Nachkommen bei Einnahme in der Frühschwangerschaft sowie das seltene, aber häufig tödlich verlaufende Leberkoma, das vor allem bei Kindern bis zu drei Jahren, bei mehrfach behinderten Kindern und Jugendlichen sowie bei Kombination mit anderen Medikamenten gegen Epilepsie beobachtet wurde. Frühzeichen dieser schwerwiegenden Leberschädigung sind Nachlassen der Aktivität und Gleichgewichtsstörungen. Wegen dieser nicht sehr charakteristischen Beschwerden ist bei Beginn einer Behandlung mit Valproinsäure in den ersten Monaten jede nicht anders gut erklärliche Störung der Gesundheit sofort dem

Arzt zu melden. Sehr selten können vermehrt Nasenbluten und Blutergüsse auftreten. Starke Bauchschmerzen können durch eine Entzündung der Bauchspeicheldrüse hervorgerufen werden. Auch in diesem Fall ist sofort ein Arzt zu verständigen. Zu Beginn der Therapie sind besonders bei Kindern engmaschige ärztliche Kontrollen empfohlen worden.

88. In welchen Fällen wird Phenytoin eingesetzt? Wie ist seine Wirkung? Welche Nebenwirkungen sind häufig?

Phenytoin wird unter den Handelspräparatenamen Epanutin®, Phenhydan® und Zentropil® geführt. Phenytoin ist ein Mittel der ersten Wahl zur Behandlung kleiner fokaler Anfälle und großer Anfälle. Es ist unwirksam bei kleinen generalisierten Anfällen. Es steht in seiner Wirksamkeit in nichts dem Carbamazepin nach. Mittlere Tagesdosen, die häufig notwendig werden, um die volle Wirkung zu erreichen, sind 5 bis 7 mg/kg für Kinder und etwa 5 mg/kg für Erwachsene.
Mögliche Nebenwirkungen und Überdosierungserscheinungen sind ein juckender roter Hautausschlag, häufig mit Fieber, selten mit Lymphknotenschwellung. Überdosierungserscheinungen sind Gangunsicherheit, Schwindel, Erbrechen, Doppelbilder, undeutliche Sprache, Zittern und Müdigkeit. Es kommt in etwa der Hälfte der Fälle zu einer Wucherung des Zahnfleisches. Zusätzlich kann eine vermehrte Behaarung stören. Appetitmangel, Lustlosigkeit, Konzentrationsstörungen und Kopfschmerzen sowie Augenschmerzen sind sehr selten. Bei Auftreten von Überdosierungserscheinungen oder Überempfindlichkeitsreaktionen ist sofort der Arzt zu verständigen. Dieser wird eine neurologische Untersuchung vornehmen mit Bestimmung der Blutkonzentration des Medikamentes, des sogenannten Blutspiegels. Danach wird in Zusammenarbeit mit dem Arzt, aber niemals ohne Rücksprache, die Dosis etwas vermindert und die Beschwerden verschwinden.

89. In welchen Fällen wird Phenobarbital eingesetzt? Wie ist seine Wirkung? Welche Nebenwirkungen sind häufig?

Phenobarbital wird unter den Handelspräparatenamen Luminal®, Maliasin® und Phenaemal® verkauft. Phenobarbital ist ein wirksames Medikament für die Behandlung fokaler Anfälle sowie großer Anfälle. Es ist nicht wirksam zur Behandlung von Absencen und myoklonisch-astatischen Anfällen. Es ist aber wirksam bei der Behandlung von Impulsiv-Petit-mal.
Um seine volle Wirkung entfalten zu können, sind mittlere Tagesdosen von etwa 4 mg/kg bei Kindern und 3 mg/kg bei Erwachsenen notwendig. In der Regel wird einschleichend die Dosis erhöht. Überempfindlichkeitsreaktionen sind seltener als bei Phenytoin oder Carbamazepin. Überdosierungserscheinungen können in Verlangsamung, Weitschweifigkeit und Langatmigkeit bestehen, andererseits aber auch, besonders bei geistig Behinderten, in erhöhter Reizbarkeit. Es kann zu Gelenkschmerzen kommen. Verstopfung ist nicht selten.

90. In welchen Fällen wird Primidon eingesetzt? Wie ist seine Wirkung? Welche Nebenwirkungen sind häufig?

Primidon wird unter den Handelspräparatenamen Liskantin®, Mylepsinum® und Resimatil® verkauft. Primidon ist, ähnlich wie Phenobarbital, wirksam gegen kleine fokale Anfälle sowie gegen große Anfälle und Impulsiv-Petit-mal. Es ist nicht wirksam gegen Absencen oder myoklonisch-astatische Anfälle. Primidon wird im Körper zu 70% in Phenobarbital abgebaut. Daher entspricht im Grunde eine Primidon-Behandlung einer Phenobarbital-Behandlung.
Überempfindlichkeitsreaktionen sind, ähnlich wie bei Phenobarbital, sehr selten. Die Überdosierungserscheinungen sind die von Phenobarbital. Bei Therapiebeginn ist, insbesondere wenn nicht ganz langsam einschleichend begonnen wird, Schwindel, Erbrechen und Schläfrigkeit häufig. Man wird daher in der Regel zur Vermeidung dieser Beschwerden ganz langsam einschleichend mit 1/4 Tablette beginnen und alle drei bis fünf Tage die Tagesdosis erhöhen. Wird Primidon rasch abgesetzt, drohen Komplikationen mit vermehrten Anfällen, Schlaflosigkeit, Zittern und Reizbarkeit.

91. In welchen Fällen wird Ethosuximid eingesetzt? Wie ist seine Wirkung? Welche Nebenwirkungen sind häufig?

Ethosuximid wird unter den Handelspräparatenamen Petnidan® und Suxinutin® verkauft. Es ist ein Mittel der ersten Wahl zur Behandlung von Absencen und anderen kleinen generalisierten Anfällen. Es ist nicht wirksam zur Behandlung fokaler Anfälle und zur Behandlung großer epileptischer Anfälle. Um seine volle Wirkung entfalten zu können, sind mittlere Tagesdosen von 30 mg/kg bei Kindern und 20 mg/kg bei Erwachsenen nötig. Man wird langsam die Dosis erhöhen, um Magenbeschwerden zu vermeiden, indem man eine Einzeldosis alle drei bis fünf Tage erhöht. Überempfindlichkeitsreaktionen sind sehr selten. Bei Überdosierung kann es zu Schläfrigkeit, aber auch zu Reizbarkeit kommen. Schlafstörungen sowie psychische Auffälligkeiten können vorkommen. Appetitlosigkeit und Übelkeit sind nicht selten. Ein Schluckauf kann als Medikamentennebenwirkung auftreten. Führt Ethosuximid, speziell wenn die Anfälle weniger werden oder aufhören, zu innerer Unruhe, Reizbarkeit, aggressivem Verhalten und Schlafstörungen, ist dies sofort dem Arzt zu melden. Juckreiz und Kopfschmerzen sind nicht ganz seltene Nebenwirkungen.

92. Welche altbekannten Medikamente kommen in Frage, falls die Medikamente der ersten Wahl nicht ausreichend wirken?

Es gibt eine ganze Reihe von altbekannten Medikamenten, die entweder wegen geringerer Wirkung oder wegen stärkerer Nebenwirkungen erst nach Versagen der anderen Medikamente eingesetzt werden. Hierzu gehören u. a. die Benzodiazepine (Clonazepam, Clobazam) sowie Sultiam und Methsuximid. Die Benzodiazepine wie Clonazepam oder Clobazam werden grundsätzlich zusätzlich bei Versagen der Medikamente der ersten Wahl gegeben. Leider läßt ihre Wirkung, falls sie im Einzelfall nachzuweisen ist, rasch nach. Bei Absetzen der Benzodiazepine kann es zu einer Zunahme von Anfällen kommen. Schläfrigkeit und Gleichgewichtsstörungen können auftreten. Der Speichelfluß kann zunehmen. Zur Behandlung von Blitz-, Nick-, Salaam-Krämpfen werden Nebennierenrindenhormone eingesetzt. Diese können zu Entzündungen der Atemwege, der Haut, des Darms, der Nieren und der Harnwege führen. Magenbluten kann vorkommen.

93. Wird heutzutage noch Brom eingesetzt?

Bromsalze wurden in der Mitte des vorigen Jahrhunderts zur Epilepsiebehandlung erstmals in England eingesetzt und durch die Einführung von Phenobarbital zu Beginn dieses Jahrhunderts abgelöst. Es gibt einzelne Ärzte, die auf die Wirkung von Bromsalzen schwören. Bevor Bromsalze eingesetzt werden, sollten in der Regel alle erprobten neuen und alten Medikamente sich als unwirksam erwiesen haben. Bromsalze können nämlich zu erheblichen unerwünschten Nebenwirkungen wie Dämpfung des Denkens und ausgeprägte Schläfrigkeit, Verlangsamung der Bewegung bis hin zu z.T. schweren Hautschäden führen, über die man als Patient Bescheid wissen sollte, bevor man sich zu einer Behandlung entschließt.

94. Hilft Sultiam?

Sultiam wird seit langem unter dem Handelspräparatenamen Ospolot® verkauft. Aufgrund klinischer Erfahrungen der letzten Jahre wird es bei bestimmten fokalen Anfällen im Kindesalter eingesetzt. Es verursacht, wie andere Medikamente auch, in Einzelfällen zum Teil erhebliche Nebenwirkungen. Derzeit wird die Wirksamkeit und Verträglichkeit von Sultiam mit modernen wissenschaftlichen Methoden untersucht.

95. Benötigen wir neue Medikamente?

Die derzeit verfügbaren Medikamente führen bei richtiger Auswahl, ausreichender Dosierung und regelmäßiger Einnahme bei etwa 50 bis 60% aller Patienten zur Anfallsfreiheit, bei weiteren 15 bis 20% aller Patienten zu einer Besserung der Anfallshäufigkeit und bei den übrigen 15 bis 20% aller Patienten nicht zu befriedigenden Ergebnissen. Die derzeit vorhandenen Antiepileptika führen alle zu Nebenwirkungen, die zum Teil die geistige Leistungsfähigkeit beeinträchtigen. In extrem seltenen Fällen kann es zu Organschäden, wie z. B. der Leber, kommen. Daher ist es unbedingt notwendig, daß neue, wirksame und nebenwirkungsfreie Antiepileptika entwickelt werden.

96. Welche neuen Medikamente kommen in Frage, falls die Medikamente der ersten Wahl nicht ausreichend wirken?

Kommt es unter einer Standardtherapie nicht zur Anfallsfreiheit oder treten nicht mehr akzeptable Nebenwirkungen auf oder beides, stehen eine Reihe anderer Medikamente zur Verfügung. Hierbei ist zu unterscheiden zwischen den neuen Medikamenten Vigabatrin, Lamotrigin, Tiagabin, Topiramat sowie Gabapentin und Felbamat und einer Reihe altbekannter Medikamente. Der Vorteil der neuen Medikamente liegt darin, daß sie möglicherweise z. T. etwas weniger Nebenwirkungen verursachen. Der Hauptnachteil liegt darin, daß die Erfahrungen mit diesen Medikamenten noch begrenzt sind, so daß in Einzelfällen bislang noch nicht in Erscheinung getretene Nebenwirkungen auftreten können. Die Auswahl des jeweiligen neuen Medikamentes wird durch die Art der zu behandelnden Anfälle und die zu erwartenden Nebenwirkungen vom Arzt ermittelt. Bis auf Lamotrigin sind alle neuen Medikamente in Deutschland lediglich zur Zusatzbehandlung zugelassen.

Es gibt aber bereits wissenschaftliche Hinweise, daß diese Medikamente zumindest zum Teil auch den Vergleich mit den Standardmedikamenten zu Beginn der Behandlung, d. h. also alleine gegeben, nicht scheuen müssen. Nicht erstaunlich ist, daß die neuen Medikamente generell um ein Mehrfaches teurer sind als die altbekannten Medikamente, vor allem weil die Entwicklung dieser neuen Substanzen sehr teuer ist. Generell gilt, daß jeder Patient der mit Standardmedikamenten nicht befriedigend behandelt werden kann, seinen Arzt fragen sollte, ob im speziellen Fall nicht eines der neuen Medikamente eingesetzt werden kann. Trotz aller Sparmaßnahmen hat jeder Patient einen Anspruch auf die notwendige Behandlung der Epilepsie, und die umfaßt nach Versagen der Standardtherapie den Einsatz moderner Medikamente in der wirksamsten Tagesdosis, auch wenn diese teurer als die althergebrachte Therapie sein sollte. Die Behandlung mit modernen Medikamenten ist unverzichtbar, wenn die Vorbehandlung mit Standardmedikamenten versagt hat oder ein verzögerter Einsatz, erst nach Versagen der althergebrachten Medikamente, medizinisch nicht zu vertreten ist.

97. In welchen Fällen wird Vigabatrin eingesetzt? Wie ist seine Wirkung? Welche Nebenwirkungen sind häufig?

Das vor einigen Jahren eingeführte Vigabatrin wird unter dem Handelspräparatenamen Sabril® verkauft. Es ist ein sehr wirksames Zusatzmedikament, wenn fokale Anfälle nicht mit Standardmedikamenten der ersten Wahl zufriedenstellend zu behandeln sind. Vigabatrin scheint in der Erstbehandlung fokaler Anfälle den Standardmedikamenten ebenbürtig zu sein. Es ist derzeit aber noch nicht zur Monotherapie zugelassen. Es wird erfolgreich weiterhin eingesetzt bei Blitz-, Nick-, Salaam-Krämpfen. Es ist nicht wirksam zur Behandlung kleiner generalisierter Anfälle wie Absencen oder mit Myoklonien einhergehenden Anfällen. Um seine volle Wirkung entfalten zu können, sind mittlere Tagesdosen um 50 mg/kg bei Kindern und 3 g bei Erwachsenen nötig. Man wird langsam die Dosis erhöhen, etwa um 500 mg alle drei bis fünf Tage. Überempfindlichkeitsreaktionen sind sehr selten. Es kann allerdings zu Gewichtszunahme, zu vermehrter Bewegungsaktivität bei Kindern und in Einzelfällen zu Depression und anderen psychischen Nebenwirkungen kommen. Führt Vigabatrin, speziell wenn die Anfälle weniger werden oder aufhören, zu Unruhe, Reizbarkeit, Verwirrtheit oder anderen psychischen Auffälligkeiten wie Wahnvorstellungen, ist dies sofort dem Arzt zu melden. In der Regel wird dann die Vigabatrindosis verringert oder, falls nötig, ganz abgesetzt und es werden vorübergehend Medikamente zur Behandlung der psychischen Beschwerden verabreicht.

98. In welchen Fällen wird Lamotrigin eingesetzt? Wie ist seine Wirkung? Welche Nebenwirkungen sind häufig?

Das Medikament Lamotrigin wird unter dem Handelspräparatenamen Lamictal® verkauft. Lamotrigin ist zugelassen zur Erstbehandlung von Jugendlichen und Erwachsenen mit fokalen Anfällen und tonisch-klonischen Anfällen und ist den Standardmedikamenten Carbamazepin und Phenytoin ebenbürtig und sogar möglicherweise überlegen, weil es weniger dämpfend wirkt und nicht zu störenden Wechselwirkungen mit anderen Medikamenten führt. Im Gegensatz zu Carbamazepin, Phenytoin und Valproinsäure kommt es bei Gabe von Lamotrigin während der Schwangerschaft bei Tieren nicht zu vermehrten Fehlbildungen. Ob dies auch für den Menschen zutrifft, ist erst nach der Beobachtung von mindestens 300 Schwangerschaften einigermaßen verläßlich zu sagen. Spielen mögliche Fehlbildungen eine ausschlaggebende Rolle bei der Auswahl eines Medikamentes zur Erstbehandlung, bieten neue und zudem breit wirksame Antiepileptika wie Lamotrigin Vorteile gegenüber Valproinsäure, Carbamazepin oder Phenytoin. Lamotrigin ist zudem ein wirksames Zusatzmedikament, wenn fokale Anfälle bei Kindern und Erwachsenen nicht mit Medikamenten der ersten Wahl zu behandeln sind. Es wird weiterhin mit Erfolg eingesetzt, wenn Absencen oder generalisierte myoklonische Anfälle nicht mit Standardmedikamenten zu behandeln sind.

Um seine volle Wirkung entfalten zu können, sind bei Kindern Dosen von zu Beginn 2 mg/kg, dann 5 mg/kg bis auf 10–15 mg/kg nötig und bei Erwachsenen 25 mg/Tag für zwei Wochen, die danach allmählich bis auf 600 mg/Tag erhöht werden. Wird jedoch Lamotrigin zusammen mit

Valproinsäure genommen, darf speziell zu Beginn der Behandlung nur eine sehr viel geringere Tagesdosis von Lamotrigin eingenommen werden. Sie beginnt bei Kindern mit 0,2 mg/kg bis allmählich zu 5 mg/kg und bei Erwachsenen beginnt sie mit 25 mg jeden zweiten Tag bis auf 200 mg/Tag. Der Grund für die unterschiedlichen Tagesdosen je nach begleitendem Standardmedikament liegen darin, daß die anderen Antiepileptika den Blutspiegel von Lamotrigin verändern. Überempfindlichkeitsreaktionen sind nicht selten, bei etwa 5–10% kommt es zu Hautausschlägen. Die Häufigkeit von Hautausschlägen verringert sich bei der empfohlenen langsamen Dosierung zu Beginn der Behandlung. Sehr selten sind aber schwere Hautveränderungen mit Beteiligung der Schleimhäute in Mund, Nase, Genital- und Enddarmbereich beschrieben worden sowie Blasenbildungen der Haut. In all diesen Fällen ist unbedingt sofort ein Arzt aufzusuchen, der gegebenenfalls das Medikament absetzt. Glücklicherweise sind diese sehr schwerwiegenden Überempfindlichkeitsreaktionen der Haut und der Schleimhäute seltener, wenn Lamotrigin zu Beginn der Behandlung in niedriger Dosis gegeben wird.

99. In welchen Fällen wird Gabapentin eingesetzt? Wie ist seine Wirkung? Welche Nebenwirkungen sind häufig?

Das neue Medikament Gabapentin wird unter dem Handelspräparatenamen Neurontin® verkauft. Es wird als Zusatzmedikament bei Erwachsenen eingesetzt, wenn fokale Anfälle mit Standardtherapie nicht befriedigend zu behandeln sind. Es ist nicht wirksam bei Absencen oder myoklonischen Anfällen. Um seine volle Wirkung entfalten zu können, sind mittlere Tagesdosen von 1,8–2,4 g bei Erwachsenen nötig. Man wird langsam die Dosis erhöhen. Überempfindlichkeitsreaktionen sind nicht vorgekommen. Bei Überdosierung kann es zu Schläfrigkeit, Kopfschmerzen und Gangunsicherheit kommen. Treten starke Bauchschmerzen auf, ist sofort der Arzt aufzusuchen, da offenbar extrem selten eine Bauchspeicheldrüsenentzündung auftreten kann. Bei Kindern ist es zu Verhaltensauffälligkeiten unter Gabapentin gekommen. Gabapentin ist derzeit zur Behandlung von Kindern nicht zugelassen.

100. In welchen Fällen wird Felbamat eingesetzt? Wie ist seine Wirkung? Welche Nebenwirkungen sind häufig?

Das neue Medikament Felbamat wird unter dem Handelspräparatenamen Taloxa® verkauft. Felbamat ist ein Zusatzmedikament zur Behandlung von Patienten mit Lennox-Gastaut-Syndrom, das mit allen vorhandenen alten wie neuen Medikamenten nicht befriedigend behandelt werden kann. Man beginnt mit kleinen Dosen, die allmählich erhöht werden. Um eine ausreichende Wirkung zu erzielen, sind mittlere Tagesdosen von 45 mg/kg für Kinder und 3,6 g für Erwachsene notwendig. Nebenwirkungen von Felbamat sind zum Teil dramatische Gewichtsabnahme, Übelkeit, Erbrechen und Kopfschmerzen. Felbamat wird nur in schweren Fällen einzusetzen sein, da es schwerwiegende, zum Teil tödlich verlaufende Nebenwirkungen besitzt. Es kann zu einer schweren Bluterkrankung, der sogenannten aplastischen Anämie, kommen, die in einem Drittel der Fälle tödlich verläuft. Diese tritt etwa bei einem von 4000 behandelten Patienten auf. Dies ist etwa hundertmal häufiger, als es ohne Behandlung zu erwarten wäre. Die aplastische Anämie tritt in der Regel zwei bis 12 Monate nach Beginn der Behandlung mit Felbamat auf. Daher sollte eine Blutbildkontrolle vor Beginn und alle zwei Wochen während der Behandlung mit Felbamat durchgeführt werden. Findet der Arzt eine Abnahme bestimmter Blutzellen, wird Felbamat abgesetzt. Beschwerden der Bluterkrankung können sein: Hautblutungen, Schleimhautblutungen, Nasenbluten oder andere Blutungen, Entzündungen oder Müdigkeit, Schwäche.

Weiterhin ist es in mehreren Fällen zu akutem Leberversagen gekommen, das in etwa einem Drittel der Fälle tödlich verlief. Dieses Leberversagen kündigt sich an mit

Gelbsucht, Gewichtsabnahme, Übelkeit, Erbrechen und Bauchschmerzen. Daher sollten Patienten mit Lebererkrankungen nicht mit Felbamat behandelt werden. Während der Behandlung mit Felbamat müssen ebenso wie die Blutwerte auch die Leberlaborwerte alle zwei Wochen untersucht werden. Weiterhin kann es unter Felbamat zu Überempfindlichkeitsreaktionen kommen, sowohl mit Hautausschlägen als auch mit Beteiligung der Schleimhaut oder Blasenbildung der Haut. Auch in diesen Fällen ist sofort der Arzt aufzusuchen. Das Medikament wird in allen Fällen schwerwiegender Nebenwirkungen sofort abgesetzt. Weiterhin ist zu beachten, daß Felbamat Wechselwirkungen mit anderen Antiepileptika eingeht, die zu besonderer Vorsicht bei Dosisumstellungen führen.

Aufgrund der schwerwiegenden Nebenwirkungen wird der Arzt sorgfältig abwägen, ob eine Behandlung mit Felbamat mit einem für den Kranken günstigen Nutzen-Risiko-Verhältnis einhergeht und nach zwei Monaten entscheiden, ob Felbamat tatsächlich zu einer deutlichen Besserung der Anfälle geführt hat. Falls nicht, wird das Medikament in der Regel wieder abgesetzt werden, um später auftretende mögliche unerwünschte Wirkungen zu vermeiden. Trotz dieser schwerwiegenden Nebenwirkungen ist nicht außer Acht zu lassen, daß für einzelne Patienten Felbamat sinnvoll sein kann, die Behandlung darf aber nur unter engmaschiger, sorgfältiger, ärztlicher Überwachung inklusive Blutentnahmen erfolgen.

101. Wie gut sind die neuen Arzneimittel?

Die neuen Arzneimittel wie Vigabatrin (Sabril®), Lamotrigin (Lamictal®), Topiramat (Topamax®), Tiagabin (Gabitril®), Gabapentin (Neurontin®) und Felbamat (Taloxa®) stehen zur Verfügung, wenn die Standardtherapie nicht ausreichend wirksam ist oder zu viele Nebenwirkungen aufweist. Bei komplex-fokalen Anfällen, die auf Standardmedikamente nicht ausreichend ansprechen, führt die Zugabe dieser Medikamente bei einem Viertel bis zur Hälfte der Patienten zu einer Linderung mit Halbierung der Anfallszahl. Mit Vigabatrin oder Lamotrigin werden etwa 5–10% der Patienten anfallsfrei. Für Kinder und Erwachsene mit einem Lennox-Gastaut-Syndrom, das auf Standardmedikamente – inklusive Lamotrigin – nicht anspricht, wird durch Zugabe von Felbamat, das allerdings schwerwiegende Nebenwirkungen aufweisen kann, die Zahl der Anfälle um etwa 1/5 verringert und 5% werden möglicherweise anfallsfrei. Nach ersten Beobachtungen kann es auch unter Vigabatrin oder Topiramat zu einer Abnahme der Anfälle kommen.

Einige der neuen Medikamente wie Vigabatrin, Lamotrigin oder Gabapentin scheinen weniger müde zu machen als die alten Medikamente. Jeder Patient, der unter einer Standardtherapie störende Nebenwirkungen hat oder nicht anfallsfrei wird, sollte sich beim Arzt erkundigen, ob für ihn neue Medikamente in Frage kommen. Führen die neuen Medikamente nicht zum gewünschten Erfolg, wird man sie wieder absetzen um unnötige Behandlungsrisiken zu vermeiden.

102. Wie geht man mit Medikamenten um?

Man wird sich die Farbe, die Form und die Größe der Tabletten oder Dragees einprägen, um Verwechslungen zu vermeiden. Jede neue Packung aus der Apotheke wird genau geprüft, ob keine Verwechslung vorgekommen ist. Die regelmäßige Einnahme der Tabletten ist am sichersten gewährleistet, wenn die Einnahme fest in den Tagesablauf eingebettet ist. Ein Tablettendöschen wird abends mit den Tabletten für den nächsten Tag gefüllt. Man nimmt die verordnete Dosis vollständig ein und kann vergessene Tabletten, die sich am nächsten Abend noch im Tablettendöschen befinden, nachträglich kurz vor dem Schlafengehen noch einnehmen. Die Einnahme der Medikamente, deren Dosierung oder die Art der Medikamente sollten niemals ohne Rücksprache mit dem Arzt verändert werden. Auf dem Anfallskalender wird die derzeitige Dosis aller eingenommenen Medikamente vermerkt.

103. Wie werde ich unabhängig von Medikamenten?

Trotz der verstandesmäßigen Einsicht, daß Medikamente Anfälle unterdrücken können und so die Lebensqualität erhöhen und ein Gefühl der Sicherheit vermitteln, ist es gut verständlich, daß auch Bedenken gegen Medikamente bestehen. Diese werden zunächst begründet durch die unerwünschten Nebenwirkungen. Es gibt aber auch noch einen weiteren Grund: Es besteht die Vorstellung, daß man solange krank ist, wie man Medikamente einnehmen muß. Daher wird im Umkehrschluß fälschlich angenommen, daß ein Mensch ohne Medikamente gesund sei. Dies ist natürlich nicht richtig. Nur derjenige, der Medikamente nicht mehr benötigt, kann als gesund gelten. Gelingt es, durch eine gesündere Lebensweise, z. B. durch Weglassen von Alkohol, Vermeidung von krankmachendem Streß oder übermäßigem Schlafmangel, Anfälle zu verhindern, sind dementsprechend weniger Medikamente zur kompletten Anfallsfreiheit notwendig. Nach längerer Anfallsfreiheit kann daher bei einer Reihe von Patienten die Zahl der Medikamente und deren Tagesmenge unter ärztlicher Kontrolle reduziert werden. Ein mutwilliges Weglassen der Medikamente ohne ärztliche Beratung ist sehr gefährlich, weil es nicht nur zu erneuten Anfällen, sondern auch zu einem lebensgefährlichen Status epilepticus führen kann.

104. Warum fällt die regelmäßige Einnahme der Medikamente schwer?

Etwa ein Drittel aller Kranken nimmt die verordnete Dosis nicht regelmäßig ein. Die Nichteinnahme trotz der Verordnung wird im Englischen als »non-compliance« bezeichnet. Ursachen hierfür sind mangelndes Vertrauen des Kranken in die Wirksamkeit des Medikamentes, Angst vor Nebenwirkungen sowie mangelndes Vertrauen in die Auswahl des Medikamentes durch den Arzt. Gelegentlich scheitert die regelmäßige Einnahme der verordneten Tabletten an Mißverständnissen zwischen Arzt und Kranken, alters- oder krankheitsbedingten Störungen der Merkfähigkeit oder purer Vergeßlichkeit. Daher wird die jeweilige Verordnung immer schriftlich festgehalten, zusammen mit dem nächsten Vorstellungstermin.
Durch die Einnahme des Medikamentes ständig an die Krankheit erinnert zu werden, belastet viele. Die Vorstellung, daß man durch Weglassen der Medikamente nicht immer an die Krankheit erinnert wird, bedeutet natürlich noch nicht, daß deshalb die Krankheit auch schon verschwunden ist. Nimmt der Kranke die verordneten Medikamente nicht regelmäßig ein, ist die Behandlung in vielen Fällen zum Scheitern verurteilt.

105. Wozu dient die Bestimmung des Blutspiegels?

Der Blutspiegel ist die Konzentration des Medikamentes im Blut. Bei unregelmäßiger Einnahme sinkt der Blutspiegel. Wird die verordnete Dosis überschritten, steigt der Blutspiegel an. Fällt der Blutspiegel unter die für den Anfallsschutz notwendige Höhe ab, drohen weitere Anfälle. Steigt der Blutspiegel an, nimmt das Risiko von Überdosierungserscheinungen zu. Blutspiegel können nur im Zusammenhang mit dem Verlauf der Erkrankung bewertet werden. Ein niedriger Blutspiegel, der schon zur Anfallsfreiheit führt, ist für den einzelnen Kranken völlig ausreichend. Bei einem anderen kann derselbe Blutspiegel, der noch keinen Anfallsschutz bewirkt, zu niedrig sein. Ein hoher Blutspiegel, der keine Nebenwirkung verursacht, kann für einzelne Kranke notwendig sein, um Anfallsschutz zu bewirken. Andere hingegen haben schon bei demselben Blutspiegel Überdosierungserscheinungen. Daher ist eine Bewertung des Blutspiegels durch den Laborarzt allein ohne Kenntnis klinischer Daten nicht möglich. Dies wird betont, da gelegentlich Kranke sehr verunsichert werden, wenn sie von einem Laborarzt das Ergebnis des Blutspiegels erfahren und dieser als toxisch bezeichnet wird. Dies versetzt den Kranken verständlicherweise in Unruhe. Gemeint ist jedoch nur, daß statistisch bei dem genannten Blutspiegel ein gewisser Prozentsatz der Erkrankten klinische Überdosierungserscheinungen aufweist. Ob dies im einzelnen Fall so ist, kann nur der Arzt prüfen, der den Patienten untersucht hat. Gelegentlich steht bei einem Blutspiegel vom Laborarzt auch die Bemerkung »subtherapeutisch« oder »zu niedrig«. Diese Bewertung trifft nur zu, wenn der Kranke auch noch weiterhin Anfälle hat. Viele Kranke haben schon bei sehr niedrigem Blutspiegel einen völlig ausreichenden Anfallsschutz. Daher wird man sich als Kranker bei der Bewertung des Blutspiegels an den Arzt halten, der die klinische Untersuchung durchführt.

Ein Blutspiegel ist immer dann notwendig, wenn sich aus dem Laborwert Konsequenzen für die Behandlung ergeben. Wird die Behandlung nicht geändert, egal wie der Blutspiegel ausfällt, ist die Blutspiegelbestimmung überflüssig und verursacht unnötige Schmerzen und Kosten. Haben Sie Zweifel, erklärt Ihnen Ihr Arzt gerne, warum eine Blutentnahme für Ihre Behandlung notwendig ist.

106. Wie oft wird der Blutspiegel bestimmt?

Der Blutspiegel wird in der Regel nur bestimmt, wenn das Behandlungsziel, nämlich Anfallsfreiheit ohne Nebenwirkungen, nicht erreicht ist und sich im Einzelfall Konsequenzen für die Behandlung ergeben. Bestehen noch Anfälle, so zeigt ein niedriger Blutspiegel an, daß entweder das Medikament nicht regelmäßig eingenommen wird oder aber die verordnete Dosis zu gering für das Körpergewicht des Kranken ist. Bei Beschwerden wie Doppeltsehen, Gleichgewichtsstörungen, Müdigkeit, die möglicherweise Überdosierungserscheinungen der Medikamente sind, wird der Blutspiegel zum Zeitpunkt der jeweiligen Beschwerden bestimmt. Liegt ein sehr hoher Blutspiegel vor, handelt es sich tatsächlich um eine Überdosierungserscheinung. Üblicherweise erfolgt die Blutentnahme morgens, ohne daß der Patient seine Morgendosis wegläßt. Der Arzt kann bei Kenntnis des Zeitpunktes der letzten Dosis und der Blutentnahme den Blutspiegel bewerten. Es ist nicht notwendig, vor einer geplanten Blutentnahme die Tablettendosis wegzulassen.

107. Wozu dient ein Anfallskalender?

Zur Selbstkontrolle des Verlaufs der Epilepsie werden der Tag, die Uhrzeit und die Art des Anfalls in einen Kalender eingetragen. Auf diese Weise ist der jeweilige Stand der Behandlung rasch zu erkennen. Ein Anfallskalender gehört zur Epilepsiebehandlung ebenso wie die fachärztliche Untersuchung, die Blutspiegelbestimmung und das EEG. Ohne gut geführten Anfallskalender kann der Arzt gar nicht die bestmögliche Behandlung durchführen, weil er nicht ausreichend über den Stand der Erkrankung informiert ist.

108. Woran scheitert die Behandlung?

Für das Scheitern einer Behandlung gibt es viele Gründe. Die Epilepsie kann infolge einer Grunderkrankung des Gehirns so schwer sein, daß alle Medikamente versagen. Dies wird vor allem bei einem krankhaften neurologischen oder psychischen Befund, häufigen Anfällen, fokalen Anfällen oder häufigem Auftreten eines Status epilepticus der Fall sein. Gar nicht selten scheitert jedoch die Behandlung aus vermeidbaren Gründen, z. B. weil die falsche Diagnose gestellt, nicht das richtige Medikament ausgewählt, eine zu niedrige Dosis verabreicht oder die verordnete Dosis nicht regelmäßig eingenommen wurde. Werden Anfallsauslöser wie Schlafentzug und Alkoholkonsum nicht vermieden, scheitert die Behandlung ebenso wie durch Vergeßlichkeit und Gleichgültigkeit. Alle einzelnen Gründe aufzuführen, ist nicht möglich. Bei Scheitern einer Behandlung ist unbedingt ein ausführliches Gespräch mit dem Arzt zu suchen, da gelegentlich auch unbewußte Beweggründe eine Behandlung sabotieren können.

109. Warum ist das plötzliche Weglassen der Medikamente gefährlich?

Die Medikamente wirken ständig auf die krankhaft übererregbaren Nervenzellen im Gehirn, welche die Epilepsie verursachen. Diese Nervenzellen müssen ständig gebändigt werden, damit keine Anfälle entstehen. Wird nun plötzlich durch Weglassen der Dosis oder gar aller Medikamente der Anfallsschutz aufgehoben, so reagieren die epileptischen Nervenzellen, aber auch die übrigen Nervenzellen, mit einer überschießenden Erregung. Schlaflosigkeit, Unruhe, Zittern, Schweißausbruch, schneller Herzschlag und vermehrt auftretende Anfälle sind die Folge. Es kann sogar ein lebensgefährlicher Status epilepticus entstehen. Daher dürfen die Medikamente niemals ohne Rücksprache mit dem Arzt weggelassen werden.

110. Läßt das Gedächtnis während der Behandlung nach?

Die Klage über ein nachlassendes Gedächtnis ist nicht selten. Auch in der Allgemeinbevölkerung nimmt mit dem Alter und bei Anspannung oder Aufregung das Gedächtnis ab. Als weitere mögliche Ursachen kommen die Epilepsie selbst, die der Epilepsie zugrunde liegende Erkrankung des Gehirns, die epileptischen Anfälle sowie die medikamentöse Behandlung der Epilepsie und schließlich die psychischen Belastungen, denen ein Epilepsiekranker ausgesetzt ist, in Frage. Welche Bedeutung diese einzelnen Punkte für die verminderte Gedächtnisleistung des Kranken haben, ist nur vom Arzt unter Berücksichtigung der Gegebenheiten des Kranken herauszufinden. Da epileptische Anfälle und die psychische Belastung, eine Epilepsie zu haben, das Gedächtnis möglicherweise verschlechtern, andererseits aber auch die Medikamente, besonders in höheren Dosen, das Gedächtnis verschlechtern können, gilt es, einen vernünftigen Kompromiß zu finden und Anfallsfreiheit mit der geringstmöglichen Dosis des Medikamentes zu erzielen. Hierbei kommt es wiederum darauf an, daß möglichst nur ein Medikament zur Behandlung herangezogen wird. Bei Kombination mehrerer Medikamente nehmen die Nebenwirkungen zu. Carbamazepin und Valproinsäure sind nach dem heutigen Kenntnisstand die Medikamente, die das Gedächtnis am wenigsten stören. Die neuen Medikamente sollen das Gedächtnis auch weniger belasten als einige der alten Substanzen.

111. Stören die Medikamente die Konzentrationsfähigkeit?

Für eine nachlassende Konzentrationsfähigkeit kommen eine Reihe von Ursachen in Frage. Hierzu gehört die Epilepsie selbst, die der Epilepsie unter Umständen zugrunde liegende Erkrankung des Gehirns, die einzelnen Anfälle selbst sowie die medikamentöse Behandlung der Epilepsie und schließlich die psychische Anspannung, der ein Kranker mit Epilepsie ausgesetzt ist. Nicht zu vergessen ist bei alledem, daß auch Gesunde in Abhängigkeit vom Alter und beruflichen wie privaten Anspannungen über Gedächtnisstörungen klagen und sich nicht immer ganz leistungsfähig fühlen. Die Medikamente dürfen daher nicht zum Sündenbock für Konzentrationsstörungen gemacht werden. Dabei darf aber nicht vernachlässigt werden, daß einzelne Medikamente, speziell in höheren Dosierungen, die Konzentrationsfähigkeit einschränken können. Daher ist wiederum die Behandlung mit nur einem Medikament in der geringsten anfallsverhütenden Dosis am besten. Daß auch epileptische Anfälle zu Konzentrationsstörungen führen, ist einleuchtend, da es zu Bewußtseinsstörungen während der Anfälle kommt.

112. Stören die Medikamente die Schwangerschaftsverhütung?

Hormonelle Kontrazeptiva (»Pille«) sind bei gleichzeitiger Einnahme von Medikamenten der ersten Wahl gegen Epilepsie (mit Ausnahme von Valproinsäure) weniger sicher. Bei Monotherapie mit Lamotrigin ist keine störende Wechselwirkung mit der Pille zu erwarten. Spielt die kontrazeptive Sicherheit eine Rolle, sind Lamotrigin und Valproinsäure daher vorteilhaft. Hingegen ist bei Einnahme klassischer Antiepileptika wie Carbamazepin oder Phenytoin neben der Pille eine zusätzliche Verhütungsmaßnahme notwendig. Kommt es bei gleichzeitiger Einnahme von Pille und Medikamenten gegen Epilepsie zu Zwischenblutungen, ist der hormonelle Schutz unzureichend. Daher ist eine Beratung durch den Frauenarzt über Verhütungstechniken, die die Pille ergänzen, oder eine Alternative zur Pille, zu empfehlen. Die Pille selbst verschlimmert die Epilepsie in der Regel nicht.

113. Welches Medikament ist während der Schwangerschaft am ungefährlichsten?

Auch während der Schwangerschaft wird versucht, mit möglichst einem Medikament in möglichst geringer Dosis Anfallsfreiheit zu erzielen. Es hat sich gezeigt, daß bei Gabe mehrerer Medikamente und hoher Dosierungen die Zahl der Fehlbildungen bei den Nachkommen zunimmt. Es wird empfohlen, schon vor dem Beginn der Schwangerschaft täglich Folsäure in einer Dosis von 0,5–4 mg und ein Vitamin-B-haltiges Multivitaminpräparat einzunehmen, um das Risiko von bestimmten Fehlbidungen zu verringern. Unter den Medikamenten der ersten Wahl sind alle gleich in ihren Nebenwirkungen während der Schwangerschaft, mit Ausnahme der Valproinsäure. Die Valproinsäure erhöht das Risiko einer Mißbildung der Wirbelsäule und des Rückenmarkes, einer sogenannten Myelomeningozele, um das 3- bis 4fache im Vergleich zu anderen Medikamenten gegen Epilepsie. Daher wird man bei Kinderwunsch vor einer Schwangerschaft versuchen, die Valproinsäure gegen ein anderes wirksames Medikament auszutauschen, falls eine medikamentöse Behandlung notwendig ist. Ist bereits unter der Behandlung mit Valproinsäure eine Schwangerschaft aufgetreten, so ist angesichts des erhöhten Risikos eine sorgfältige Untersuchung notwendig. Hierzu werden Ultraschalluntersuchungen sowie Untersuchungen eines bestimmten Eiweißkörpers im Serum durchgeführt. Zeigt sich, daß diese Mißbildung vorliegt, so ist mit dem Arzt zu klären, ob ein Abbruch der Schwangerschaft in Frage kommt. Wegen dieses erhöhten Risikos sollte die Valproinsäure bei gebärfähigen Frauen nur mit Empfängnisschutz eingenommen werden. Alle übrigen Medikamente sind ähn-

lich gefährlich oder ungefährlich. Daher ist es nicht notwendig, andere Antiepileptika, außer Valproinsäure, auszutauschen.
Die neuen Antepileptika rufen – mit Ausnahme von Topiramat – im Tierversuch keine vermehrten Mißbildungen hervor, es liegen jedoch noch keine ausreichenden Erfahrungen beim Menschen vor, um diese Medikamente zuverlässig beurteilen zu können.

114. Schaden Medikamente während der Schwangerschaft?

Nachkommen behandelter Mütter mit Epilepsie weisen kleinere Kopfumfänge auf. Die Sorge besteht, daß der verringerte Kopfumfang mit einer späteren verminderten geistigen Leistungsfähigkeit einhergehen kann, was sich aber bisher glücklicherweise nicht bestätigt hat. Zusätzlich können Veränderungen des Gesichtes mit tiefersitzenden Ohren und einer längeren Oberlippe auftreten. Diese Veränderungen sind aber nicht störend und verschwinden im Laufe der Jahre wieder. Dieses sogenannte fetale Antiepileptika-Syndrom ist häufiger, falls mehrere Medikamente eingenommen werden. Es ist vermutlich ebenso häufiger, wenn höhere Blutspiegel der Medikamente während der Schwangerschaft zu finden waren. Daher ist es unbedingt notwendig, vor einer geplanten Schwangerschaft zu prüfen, ob überhaupt noch eine medikamentöse Behandlung notwendig ist und falls eine Behandlung notwendig ist, diese mit einem Medikament in der geringsten anfallsverhütenden Dosis durchzuführen. Auf diese Weise wird das Risiko eines fetalen Antiepileptika-Syndroms möglichst gering gehalten.
Nachkommen epileptischer Eltern weisen zusätzlich vermehrt Fehlbildungen des Herzens, der Knochen, des Darmes und der Harnwege auf. Diese Fehlbildungen, deren Risiko gegenüber Nachkommen gesunder Eltern etwa um das 2- bis 3fache erhöht ist, hängen nach dem derzeitigen Wissensstand sowohl mit der Epilepsie als auch mit deren Behandlung zusammen. Es hat sich gezeigt, daß bei Gabe mehrerer Medikamente und hoher Dosierungen die Zahl der Fehlbildungen bei den Nachkommen zunimmt. Es wird empfohlen, schon vor dem Beginn der Schwangerschaft täglich Folsäure in einer Dosis von 0,5–4 mg und ein Vitamin-B-haltiges Multivitaminpräparat einzunehmen, um das Risiko von bestimmten Fehlbidungen zu verringern.

115. Warum setzt man vor oder während der Schwangerschaft die Medikamente nicht ganz ab?

Handelt es sich um eine behandlungsbedürftige Epilepsie, so führt das Absetzen der Medikamente zu einem starken Anstieg der Anfälle und nicht selten zu einem lebensgefährlichen Status epilepticus. Es sind Fälle beschrieben, bei denen es während der Schwangerschaft zu einem für das noch ungeborene Kind tödlichen Status epilepticus gekommen ist. Daher muß die Behandlung mit Antiepileptika auch während der Schwangerschaft fortgesetzt werden.

116. Wie wirken sich die Medikamente auf die Entwicklung des Kindes aus?

Diese Frage ist mit dem derzeitigen Kenntnisstand noch nicht ausreichend zu beantworten. Nach Untersuchungen von Kindern im Schulalter hat sich kein Unterschied in der geistigen und körperlichen Leistungsfähigkeit im Vergleich zu Kindern gesunder Eltern ergeben. Es ist allerdings möglich, daß Kinder mit einem ausgeprägten fetalen Antiepileptika-Syndrom und verringertem Kopfumfang eine verminderte geistige Leistungsfähigkeit haben. Diese Frage ist allerdings noch nicht endgültig geklärt.

117. Darf eine epileptische Mutter stillen?

Je nach Art des Medikamentes, das die Mutter einnimmt, wird über die Muttermilch auch das gestillte Kind Medikamente in seinem Blut haben. Kommt es zu Trinkschwäche oder zu vermehrter Schläfrigkeit, so kann speziell bei Einnahme von Primidon oder Phenobarbital die Blutkonzentration auch beim Kind bestimmt werden und dann, falls diese zu hoch ist und Beschwerden macht, ein Teil der Ernährung zugefüttert oder ganz abgestillt werden. Prinzipiell wird das Stillen befürwortet, da es die Mutter-Kind-Beziehung stützt. Bei unbehandelten epileptischen Müttern bestehen keine Einschränkungen gegen das Stillen. Unabhängig vom Stillen kommt es gelegentlich vor, daß Kinder epileptischer Mütter nicht ausreichend ernährt werden. Daher ist ganz besonders auf die gedeihliche Entwicklung des Säuglings zu achten.

118. Wieviele Tabletten kann man ohne Gefahr für die Gesundheit einnehmen?

Der Arzt versucht, mit der geringsten Zahl der Tabletten Anfallsfreiheit zu erzielen. Treten weiter Anfälle auf, wird die Dosis allmählich erhöht, bis Nebenwirkungen eine weitere Dosiserhöhung verhindern. Verursacht ein Medikament Nebenwirkungen, ohne daß es die Anfälle beseitigt, ist es nicht ausreichend wirksam und wird gegen ein anderes Medikament ausgetauscht. Der Arzt wird ein nicht wirksames Medikament allmählich ausschleichen. Ist das hinzugegebene Medikament wirksam, so wird das erste unwirksame Medikament allmählich abgesetzt, so daß die Behandlung nur mit einem Medikament erfolgt. Die Behandlung der Epilepsie mit nur einem Medikament der ersten Wahl wird heute angestrebt. Ist Anfallsfreiheit nicht zu erzielen, so wird die Dosis des Medikamentes vermindert, bis der Kranke ohne Nebenwirkungen ist und trotzdem die Anfälle nicht deutlich häufiger sind als bei der höheren Dosis. Diese Entscheidungen sind in enger Zusammenarbeit von Kranken und Arzt zu treffen. Feste Regeln, die für alle Kranken gelten, kann man nicht angeben. Im Einzelfall wird versucht, die Behandlung mit einem Medikament in der geringsten wirksamen Dosis durchzuführen.

119. Welche lebensbedrohenden Nebenwirkungen gibt es?

Überempfindlichkeitsreaktionen in den ersten Wochen bis Monaten nach Beginn einer Behandlung können lebensbedrohlich werden, falls nicht sofort nach Auftreten eines juckenden und fieberhaften Hautausschlages ein Arzt aufgesucht wird. Bei Auftreten von Hautblasen oder Veränderungen der Mundschleimhaut sowie anderer Schleimhäute, die sich durch Jucken, Blutungen, Risse oder kleine Geschwüre bemerkbar machen, ist ebenfalls sofort der Arzt aufzusuchen.
Diese Überempfindlichkeitsreaktionen kommen vor bei Carbamazepin, Phenytoin, Lamotrigin und Felbamat, seltener bei Clonazepam, Ethosuximid, Phenobarbital, Primidon, Topiramat und Valproinsäure sowie extrem selten, wenn überhaupt, bei Vigabatrin, Tiagabin und Gabapentin. Bei Auftreten von Fieber, Lymphknotenschwellung und Gelbsucht innerhalb der ersten ein bis zwei Behandlungsmonate ist sofort der Arzt aufzusuchen.
In den ersten Monaten der Behandlung mit Valproinsäure oder Felbamat kann es zu einem Leberkoma mit allgemeiner Schlappheit, Müdigkeit, Zunahme der Anfälle und Gleichgewichtsstörungen kommen. Daher ist bei Auftreten irgendwelcher Beschwerden in den ersten Monaten einer Behandlung mit Valproinsäure vorsichtshalber der Arzt sofort zu benachrichtigen.
Bei starken Bauchschmerzen ist eine Bauchspeicheldrüsen-Erkrankung auszuschließen. Im weiteren Verlauf der Erkrankung treten nur noch sehr selten lebensbedrohliche Nebenwirkungen auf. Hierbei handelt es sich um Blutbildveränderungen sowie Gefäßerkrankungen. Diese Erkrankungen machen sich durch eine Reihe unter-

schiedlicher Beschwerden bemerkbar. Hierzu gehören nicht erklärbares Fieber, das Auftreten von Geschwüren an der Haut, Lymphknotenschwellungen, ungeklärter Durchfall und allgemeines Krankheitsgefühl.
Die gefährlichen Nebenwirkungen der Antiepileptika sind insgesamt sehr selten und werden in ihrer Gefährlichkeit in der Regel vom Kranken überschätzt. Häufig geäußerte Befürchtungen wie »Die Medikamente zerstören die Leber und die Nieren« sind nicht begründet. Leber- und Nierenerkrankungen treten bei behandelten Kranken mit Epilepsie nicht häufiger auf als in der allgemeinen Bevölkerung.

120. Gibt es für einzelne Medikamente spezifische Nebenwirkungen?

Nebenwirkungen, die ausschließlich oder nahezu ausschließlich nur bei einem der Medikamente vorkommen, sind insgesamt selten. Hierzu gehören für Carbamazepin eine Verschlechterung des EEG sowie eine Zunahme des Gewichtes durch Einlagerung von Wasser. Phenytoin kann zu einer Wucherung des Zahnfleisches, zur Vergröberung der Gesichtszüge und zum Auftreten von Pigmentstörungen, vorwiegend an der dem Licht ausgesetzten Haut, führen. Es kann zu einer Zunahme des Haarwuchses kommen. Phenobarbital kann zur schmerzhaften Schultersteife sowie zum Auftreten von Fingerknöchelpolstern und zur Verstopfung führen, ebenso wie Primidon. Ethosuximid kann zu einem Schluckauf führen. Valproinsäure kann neben der Mißbildung von Nachkommen bei Einnahme während der Frühschwangerschaft selten zum tödlichen Leberkoma zu Beginn der Behandlung führen. Felbamat kann zu Gewichtsabnahme führen. Topiramat führt bei 2–5% der Patienten zu Nierensteinen.

121. Gibt es Wechselwirkungen der Medikamente gegen Epilepsie mit anderen Medikamenten?

Ja. Die Medikamente gegen Epilepsie können untereinander Wechselwirkungen eingehen, was die Beurteilung der Wirkungen und Nebenwirkungen der Kombination erschwert. Daher ist die Gabe eines einzelnen Medikamentes, die sogenannte Monotherapie, unbedingt anzustreben. Die Medikamente gegen Epilepsie können die Wirksamkeit einzelner Antibiotika, von gerinnungshemmenden Medikamenten, oralen Kontrazeptiva (Pille) sowie Asthma-Medikamenten vermindern. Andererseits können Medikamente gegen Magenübersäuerung, sogenannte Antazida, die Blutspiegel beeinflussen. Aspirin, ein Kopfschmerzmedikament, sollte bei Einnahme von Valproinsäure möglichst nicht benutzt werden.

122. Machen Medikamente gegen Epilepsie süchtig oder abhängig?

Nein. Es gibt keinen Hinweis, daß die Einnahme von Medikamenten gegen Epilepsie suchterzeugend ist oder eine psychische Abhängigkeit hervorruft.

123. Wie entstehen überhaupt Nebenwirkungen?

Da die Medikamente gegen Epilepsie sich nicht ausschließlich gegen die epileptische Nervenzelle richten, sondern auch andere Zellen und andere Zellfunktionen beeinflussen, können unerwünschte Nebenwirkungen entstehen. Weil nach dem derzeitigen Kenntnisstand die epileptische Funktionsstörung noch nicht ausreichend klar umrissen werden kann, gibt es auch noch keine ausschließlich antiepileptisch wirksamen Medikamente ohne Nebenwirkungen.

124. Führt die Einnahme der Medikamente zu Leberschäden?

In Beipackzetteln aller Medikamente gegen Epilepsie finden sich Hinweise auf Lebererkrankungen. Daher gerät ein Kranker häufig in einen Konflikt, wenn er im Beipackzettel liest, daß die Medikamente Leberschäden verursachen und der Arzt ihm versichert, daß dies nicht oder nur extrem selten der Fall ist. Des Rätsels Lösung liegt darin, daß nach dem Arzneimittelgesetz Beipackzettel auch extrem selten auftretende Komplikationen einer Behandlung mit aufführen müssen. Anlaß für die Sorge des Kranken ist häufig eine Bemerkung des Allgemeinarztes oder des Internisten, daß eine Leberenzymerhöhung vorliege bei einem Kranken ohne sonstige Zeichen für eine Lebererkrankung. Kennt der Arzt nicht die Tatsache, daß eine isolierte Erhöhung der Gamma-GT bei behandelten Epilepsiekranken häufig ist, ohne daß dies alleine Hinweis auf eine Lebererkrankung ist, so kann er den Kranken leicht in Sorge versetzen.

125. Wie häufig sind medikamentöse Leberschäden?

Während der Behandlung mit Medikamenten gegen Epilepsie treten bei einem Prozent der Behandelten Lebererkrankungen auf. Die meisten Erkrankungen treten in den ersten Wochen und Monaten der Behandlung auf und beginnen mit Hautausschlag, Fieber, Gliederschmerzen und Gelbsucht. Die Behandlung dieser zwar sehr seltenen, aber schwerwiegenden Überempfindlichkeitsreaktion besteht in sofortigem Absetzen des Medikamentes. Daher ist der Arzt sofort zu verständigen.
Neben der Überempfindlichkeitsreaktion ist bei mehrfach behinderten Kindern und Jugendlichen vor allem bei gleichzeitiger Einnahme mehrerer Medikamente in den ersten sechs Monaten der Behandlung mit Valproinsäure ein Leberversagen aufgetreten, das mit Abgeschlagenheit, Müdigkeit und Gleichgewichtsstörungen beginnen kann. Bei Auftreten dieser oder anderer Beschwerden zu Beginn einer Behandlung ist daher sofort der Arzt zu informieren.

126. Welche Bedeutung hat die Erhöhung des Leberenzyms Gamma-GT?

Während der Behandlung mit Medikamenten gegen Epilepsie kommt es bei nahezu allen Kranken zu einem 2- bis 3fachen Anstieg des Leberenzyms Gamma-GT (Gamma-Glutamyltransferase). Falls die übrigen Leberenzyme in Ordnung sind und keine sonstigen Zeichen einer Lebererkrankung bestehen, ist diese Erhöhung der Gamma-GT harmlos und Ausdruck der Anpassung der Leber an die Medikamenteneinnahme. Daher ist also auch eine isolierte Erhöhung der Gamma-GT kein Grund, die Dosis oder das Medikament zu ändern.

Gelegentlich wird von Ärzten, die diesen Sachverhalt nicht aus eigener Erfahrung kennen, vermutet, daß die isolierte Erhöhung der Gamma-GT Ausdruck einer Lebererkrankung sein muß. Dies wird gelegentlich den Kranken mitgeteilt, die daraufhin verständlicherweise in Panik geraten und das Medikament selbständig absetzen. Dies hat schon wiederholt zu lebensgefährlichen Situationen durch vermehrte Anfälle bis hin zum Status epilepticus geführt. Daher ist vor einer eigenmächtigen Änderung der Medikamente unbedingt der Arzt zu informieren, der die Medikamente verordnet hat.

127. Führen die Medikamente zu Hautallergien?

In etwa 5 bis 10% kommt es in den ersten Wochen einer Behandlung mit Phenytoin, Carbamazepin oder Lamotrigin, sehr viel seltener bei Behandlungen mit anderen Medikamenten, zu einem Hautausschlag mit Rötung, Juckreiz, Fieber, Gelenkschmerzen. Der Arzt ist sofort zu benachrichtigen. Meist reicht es aus, das Medikament etwas zu reduzieren oder abzusetzen sowie, falls nötig, ein Medikament gegen Juckreiz einzusetzen. Falls jedoch Hautblasen auftreten oder die Schleimhäute betroffen sind, muß das Medikament sofort abgesetzt werden, weil Lebensgefahr droht.

128. Verursachen die Medikamente kosmetische Störungen?

Primidon und Valproinsäure können eine vorbestehende Akne verschlimmern. Phenytoin führt häufig zu einer Wucherung des Zahnfleisches. Es können sich vermehrt Bakterien ansiedeln und eine Entzündung des Zahnfleisches wird begünstigt. Daher ist während der Behandlung mit Phenytoin nach jeder Mahlzeit, also auch mittags, Zähneputzen unbedingt notwendig.
Vorübergehend kann es während der Einnahme von Valproinsäure an einer Stelle zu Haarausfall kommen. Während der Behandlung mit Phenytoin kann bei Mädchen und Frauen die Behaarung der Haut zunehmen. Daher wird bei Mädchen und Frauen häufig Carbamazepin der Vorzug gegenüber Phenytoin gegeben. Nach mehrjähriger Behandlung mit Phenytoin können bräunliche, nicht juckende Hautflecken (Chloasma) auftreten, die sich nach Absetzen zurückbilden.

129. Führen die Medikamente zu Veränderungen des Blutbildes?

Alle Medikamente können, wenn auch sehr selten, zu Bluterkrankungen führen. Extrem selten kommt es zu einer auch heute noch lebensbedrohlichen Abnahme der roten und weißen Blutkörperchen sowie der Blutplättchen, der sogenannten aplastischen Anämie. Die Bluterkrankung macht sich bemerkbar durch Auftreten von eitrigen Entzündungen und Geschwüren; es kommt zu Fieber, dessen Ursache nicht klar ist, zu rascher Ermüdung und Abgeschlagenheit sowie allgemeiner körperlicher Schwäche. Fieber, Lymphknotenschwellung, unklare Entzündungen und Hautausschlag können auch Zeichen einer bedrohlichen Abnahme der weißen Blutkörperchen sein, einer sog. Agranulozytose. Daher ist zu empfehlen, sich bei Auftreten anderweitig nicht erklärbarer Beschwerden in den ersten Wochen und Monaten einer Behandlung sofort bei dem Arzt vorzustellen, der die Medikamente verordnet hat. Regelmäßige Blutbildkontrollen können leider das Risiko solcher Überempfindlichkeitsreaktionen nicht ausschalten, da diese häufig schlagartig einsetzen. Durch Kontrollen des Blutbildes entdeckt man harmlose, nicht gesundheitsschädigende geringgradige Verminderungen der weißen Blutkörperchen, die aber nicht in bedrohliche Erkrankungen übergehen.
Sehr selten können Anämien, also Verminderungen der roten Blutkörperchen, auftreten. Daher wird zu Beginn der Behandlung alle zwei Monate und später alle sechs bis 12 Monate das Blutbild kontrolliert. Bei entsprechenden Beschwerden werden häufigere Kontrollen notwendig. Treten Blutergüsse, Nasenbluten oder anhaltende Blutungen nach Operationen auf, weist dies auf eine

Abnahme der Blutplättchen unter der Behandlung hin. Daher werden vor Operationen die Blutplättchen und die Blutungszeit regelmäßig bestimmt.
Sehr selten kann es unter der Behandlung, vor allem mit Phenytoin und Carbamazepin, zu einer Lymphknotenschwellung kommen. Daher wird man sofort den Arzt aufsuchen, falls es zu einer Lymphknotenschwellung kommt.

130. Machen die Medikamente impotent?

Für die von einigen Kranken geklagten Beschwerden über nachlassende sexuelle Aktivität können mehrere Ursachen angeführt werden. Die Epilepsie selbst, die der Epilepsie zugrunde liegende Erkrankung des Gehirns, die Medikamente sowie die berufliche und psychische Anspannung des Kranken. Vom Schläfenlappen ausgehende Epilepsien mit komplex-fokalen Anfällen können zu einer Abnahme der sexuellen Aktivität führen. Bei Einnahme der Medikamente kann es zu einer gewissen Dämpfung kommen, speziell unter Behandlung mit Phenobarbital und Primidon. Die männlichen Sexualhormone werden unter der Behandlung mit Medikamenten verstärkt abgebaut und sind daher weniger wirksam. Ebenso wie in der Allgemeinbevölkerung ist jedoch für ein Nachlassen der sexuellen Aktivität die Ursache am häufigsten in Partnerkonflikten zu finden.

131. Wann kann man die Medikamente gegen Epilepsie wieder absetzen?

Nach mindestens zweijähriger Anfallsfreiheit können unter Anleitung des Arztes mit spezieller Erfahrung die Medikamente allmählich reduziert und, falls keine Anfälle auftreten, auch ganz abgesetzt werden. Sollte wieder ein Anfall auftreten, wird die frühere Behandlung wieder eingeführt. Wie häufig nach dem Absetzen wieder Anfälle auftrcten, ist sehr unterschiedlich. Bei Kranken mit großen Anfällen oder Absencen sowie fokalen Anfällen des Kindesalters ist die Rückfallquote sehr gering. Bei Kranken mit komplex-fokalen Anfällen und Impulsiv-Petit-mal ist das Risiko sehr hoch. Insgesamt rechnet man damit, daß etwa bei der Hälfte aller Patienten ein Rückfall auftritt. Bei Kranken mit Absencen, großen Anfällen und fokalen Anfällen im Kindesalter liegt die Rückfallquote bei 10 bis 20%, bei den übrigen Patienten um 60 bis 70%. Sehr wichtig für ein erfolgreiches Absetzen ist es, die bisherige anfallsverhütende Lebensweise beizubehalten. Werden mit dem Absetzen der Medikamente alle bisherigen Einschränkungen der Lebensweise wie regelmäßiger Schlaf oder Verzicht auf hochprozentigen Alkohol auch über Bord geworfen, kann man fast mit einem Rückfall rechnen. Während und nach dem Absetzen der Medikamente ist der Arzt regelmäßig aufzusuchen.

132. Wie wird die Wirksamkeit und Verträglichkeit von Arzneimitteln gegen Epilepsie geprüft?

Zunächst wird festgestellt, ob das zu prüfende Medikament in Zusatztherapie wirksamer und verträglicher ist als ein Scheinmedikament (Plazebo), das genauso aussieht und schmeckt, aber keinen Wirkstoff enthält. Mit Plazebo erfaßt man wirkstoffunabhängige Einflußfaktoren auf die Zahl und die Schwere der Anfälle aber auch auf das generelle Wohlbefinden (siehe Frage 133). Im allgemeinen sollte ein Medikament wirksamer und verträglicher sein als Plazebo. Ist das Medikament wirksamer als Plazebo, wird es in einem zweiten Schritt mit einem Standardmedikament verglichen. Das Medikament sollte im allgemeinen mindestens so wirksam und verträglich sein wie ein bewährtes Standardmedikament.

133. Was versteht man unter Plazebo?

Ein Plazebo ist ein Präparat, das einem wirklichen Medikament täuschend ähnlich sieht, es enthält aber keinen Wirkstoff, ist also im strengen Sinn ein Scheinmedikament. Eine frühe Beschreibung der Plazebowirkung in der Geschichte ist mehr als 1000 Jahre alt. Unstrittig ist, daß Plazebo eine Wirkung auf den Verlauf vieler Erkrankungen ausüben kann. Worauf aber diese Wirkung beruht, ist noch nicht genau bekannt. Der Glaube an die Wirksamkeit des Medikaments und die Hoffnung auf Heilung spielen eine Rolle. Weiterhin kann eine natürliche Besserung durch den Enthusiasmus und eine intensive Zuwendung des Arztes und andere nicht genau bekannte medikamentenunabhängige Faktoren gefördert werden. Alle diese medikamentenunabhängigen Heilungskräfte führen zu Erfolgen von Plazebo.

Es gibt nun keinen Grund anzunehmen, daß die Heilkraft der Hoffnung nicht auch bei der Gabe moderner Medikamente eine Rolle spielt. Daher besteht die wissenschaftliche Medizin darauf, den Plazeboeffekt vom eigentlichen Medikamenteneffekt zu trennen. Besteht kein Unterschied in der Wirksamkeit zwischen Plazebo und Medikament, hat das Medikament selbst keine nachgewiesene Wirkung. Die meisten Medikamente wie Valproinsäure, Carbamazepin, Phenytoin, Phenobarbital, Primidon und alle neuen Medikamente sind wirksamer als Plazebo und haben so diese wissenschaftliche Prüfung bestanden.

Wie wichtig der Plazeboeffekt bei Epilepsiekranken ist, belegt folgende Zahl. Etwa 10% schwerkranker Epilepsiepatienten mit häufigen komplex-fokalen Anfällen und großen Anfällen haben nur noch halb so viele Anfälle, wenn ihnen Plazebo verabreicht wird. Bei Erstbehandlung neuerkrankter Personen liegt die Plazebowirkung vermutlich noch höher, das ist aber nicht ausreichend untersucht.

134. Was ist vor einer Operation zu beachten?

Falls eine Operation notwendig wird, sind der Stationsarzt und der Narkosearzt über die Epilepsie, die Beschwerden und Zeichen der epileptischen Anfälle, die Zahl und den Namen der Tabletten und die Adresse und Telefonnummer des die Epilepsie behandelnden Arztes zu informieren. Am Tag der Operation wird anstelle der sonst üblichen Tabletten eine Spritze entweder in den Muskel oder in die Vene gegeben, mit Medikamenten, welche die Tabletten ersetzen.
Ist die Operation vorüber und kann man wieder Nahrung zu sich nehmen, wird die vorherige Tablettenmenge wieder eingeführt. Bei einer Änderung der Tabletten gegen die Epilepsie ist unbedingt Rücksprache mit dem die Epilepsie behandelnden Arzt zu halten. Während des Krankenhausaufenthaltes sind die Kranken im selben Zimmer vorzuwarnen, daß ein Anfall auftreten könnte und zu informieren, wie sie sich zu verhalten haben (Erste Hilfe).

135. Ist eine operative Behandlung von Epilepsien möglich? Wie hoch ist der Nutzen? Welche Risiken geht man ein?

Bei jedem Patienten, dessen Anfälle trotz Standardtherapie und Behandlung mit neuen Medikamenten nicht aufhören und bei dem eine Selbstheilung im Laufe der nächsten Jahre nicht wahrscheinlich ist, ist grundsätzlich eine Operation in Betracht zu ziehen. Es wird geschätzt, daß in Deutschland ein Bedarf von etwa 1000 Operationen pro Jahr besteht, tatsächlich werden derzeit sehr viel weniger Patienten operiert. Voraussetzung für den Erfolg einer Operation sind: die Anfälle sind durch Medikamente nicht zu beherrschen; der Anfallsursprung im Gehirn kann eindeutig umgrenzt werden; diese Region kann ohne schwerwiegende Komplikationen entfernt werden; und schließlich: die Anfälle behindern den Patienten so sehr, daß er motiviert ist, sich operieren zu lassen. Um diese Voraussetzungen zu prüfen, ist ein aufwendiges und belastendes Untersuchungsverfahren notwendig, das je nach Ort des Anfallsursprungs einen oder mehrere stationäre Aufenthalte notwendig macht. Hierzu gehören neben der üblichen neurologischen Untersuchung und einem Standard-EEG, die kernspintomographische Untersuchung, evtl. eine Positronen-Emissionstomographie oder eine Single-Photonen-Emissionstomographie, neuropsychologische Untersuchungen sowie Video-EEG-Aufzeichnungen mehrerer Anfälle. Führen diese Untersuchungen nicht zu einer Klärung, können bei einem kleinen Teil der Patienten weitere EEG-Untersuchungen notwendig sein, in denen die EEG-Ableit-Elektroden entweder in den das Gehirn umgebenden Nervenwasserraum, auf die Gehirnoberfläche oder gar in das Gehirn selbst gebracht werden.

Dabei steigt allerdings das Risiko von Komplikationen an. Es kann selten zu Blutungen und Infektionen des Gehirns kommen.
Nach diesen Voruntersuchungen läßt sich bestimmen, welche Operationsverfahren in Frage kommen. Den besten Operationserfolg haben Patienten, bei denen der Anfallsursprung im vorderen Teil des Schläfenlappens liegt, der in der Regel ohne Komplikationen entfernt werden kann. Liegt der umschriebene Anfallsursprung außerhalb des Schläfenlappens, sinken die Erfolgschancen. Bei Sturzanfällen kann die teilweise Durchtrennung der Verbindung der beiden Großhirnhälften, des sogenannten Balkens, lindernd wirken. Sehr selten kommen noch ausgedehntere Eingriffe in Frage, z. B. bei Kindern mit schweren Epilepsien, bei denen eine Hirnhälfte durch Mißbildungen nahezu komplett zerstört ist.
Die Erfolgsaussichten der verschiedenen Operationen unterscheiden sich. Eine vordere Schläfenlappenoperation führt in etwa 70% der Fälle zur Anfallsfreiheit; liegt der fokale Anfallsursprung außerhalb des Schläfenlappens sinkt die Erfolgschance auf etwa 50%. Bei Durchtrennung der Großhirnverbindung werden etwa 5% anfallsfrei und bei Entfernung einer erkrankten Großhirnhälfte etwa 70%. Wenngleich es schwierig ist, allgemeingültige Häufigkeiten der Komplikationen nach Epilepsieoperationen anzugeben, gilt als Regel, daß das Risiko an einer Epilepsieoperation zu sterben unter 1% liegt und das Risiko bleibender Komplikationen unter 5%. Daher sollte bei jedem Patienten, der nach einjähri-

ger medikamentöser Behandlung nicht anfallsfrei ist, die Möglichkeit einer Epilepsiechirurgie mit einem speziell erfahrenen Facharzt geklärt werden. Es darf nicht passieren, daß wie heute noch Patienten erst nach Jahrzehnten erfolglos behandelter Epilepsien von der Möglichkeit einer Epilepsieoperation Gebrauch machen können. Die der Epilepsieoperation vorangehende Untersuchung und die Operation selbst werden derzeit an mehreren Kliniken durchgeführt. Die Deutsche Sektion der Internationalen Liga gegen Epilepsie erteilt hierüber Auskunft.

136. Was versteht man unter Vagus-Stimulation?

Versagen altbekannte wie neue Medikamente zur Behandlung fokaler Anfälle und ist eine operative Behandlung nicht möglich, kann durch eine elektrische Reizung eines Hirnnerven, des sogenannten Vagus-Nerven, durch ein Gerät, das einem Herzschrittmacher ähnelt, die Zahl der fokalen Anfälle um etwa ein Drittel gesenkt werden. Nachteilig ist, daß zu dieser Behandlung der Schrittmacher durch eine Operation unter die Haut am Hals gebracht werden muß und es durch die Reizung des Nerven zu Heiserkeit, Husten und Halsschmerzen kommen kann. Immerhin gaben etwa ein Drittel der Patienten Heiserkeit und etwa jeder achte Patient Husten oder Halsschmerzen an. Schwerwiegende Komplikationen sind aber nicht zu erwarten. Erfahrungen mit dieser Methode haben einige der Kliniken, die auch Epilepsieoperationen vornehmen. Für Adressen wenden Sie sich bitte an die Deutsche Sektion der Interationalen Liga gegen Epilepsie.

137. Was tun, wenn die Medikamente versagen und eine Operation nicht möglich ist?

Bedauerlicherweise kann nur ein Bruchteil der Patienten, deren Anfälle medikamentös nicht beherrscht werden können, erfolgreich operiert werden. Dies liegt zum einen daran, daß es mehr als einen operierbaren Anfallsursprung im Gehirn gibt, oder zum anderen der Anfallsursprung in einer Region liegt, die nicht ohne schwerwiegende Komplikationen chirurgisch entfernt werden kann. Als Regel gilt, daß die medikamentöse Weiterbehandlung dieser Patienten mit möglichst wenig Medikamenten in der niedrigsten anfallslindernden Tagesmenge fortgeführt wird, bis bessere Medikamente zur Verfügung stehen. Die Verringerung der Zahl der Medikamente und deren Tagesdosis wird in engmaschiger Zusammenarbeit mit einem erfahrenen Arzt allmählich vorgenommen. Leider werden auch heutzutage noch viele Patienten, deren Anfälle nicht zu beherrschen sind, mit unnötig vielen Medikamenten und Medikamenten in unnötig hohen Tagesmengen behandelt. Daher sollte jeder Patienten sich erkundigen, ob nicht eine Verringerung der Zahl der Medikamente oder der Tagesmenge möglich ist. Wird die Angst vor einer Zunahme von Anfällen, die in über 80% der Fälle unbegründet ist, überwunden, kann eine langsame Verringerung der Medikamentenbelastung zu weniger Nebenwirkungen bei gleichbleibender Anfallszahl führen. Die Tatsache, daß so viele Patienten derzeit weder medikamentös noch operativ gut behandelt werden können, macht die Entdeckung neuer Medikamente und neuer anderer Behandlungsverfahren notwendig.

138. Welche alternativen Behandlungen stehen zur Verfügung?

Es werden eine Reihe alternativer Behandlungen diskutiert, die neben der (schul-) medizinischen Behandlung von Epilepsien in Frage kommen. Allen sogenannten alternativen Behandlungen ist gemeinsam, daß sie in der Regel keine Alternative zur medizinischen Behandlung sind, d. h. nicht anstelle der medizinischen Behandlung, sondern nur als Ergänzung oder Erweiterung zur medizinischen Behandlung zu sehen sind. Die Vorstellung, eine dieser alternativen Behandlungen könne die medizinische Behandlung abrupt ersetzen, weckt falsche Erwartungen. Schließlich ist eine weitere Gemeinsamkeit aller alternativen Behandlungen, daß noch keine ausreichenden Erfahrungen vorliegen und der Wirksamkeitsnachweis dieser Behandlungen in der Regel auf Einzelfälle beschränkt bleibt. Alternative Behandlungen sind die nichtmedikamentöse Behandlung, zum Beispiel durch Konditionierung, durch EEG-Biofeedback, Akupunktur, Hören von Tönen, traditionelle chinesische Medizin, durch Homöopathie oder durch Heilpraktiker. Es gibt zusammengefaßt keine Beweise für die behauptete Wirksamkeit alternativer Epilepsiemedizin. Die Psychotherapie epileptischer Anfälle steckt noch in den Anfängen. Jeder Arzt wird Verständnis haben, daß bei Versagen der medizinischen Behandlung der Kranke oder seine Angehörigen den Wunsch haben, alternative Behandlungsverfahren kennenzulernen. Dies sollte jedoch möglichst in vertrauensvoller Rücksprache mit dem behandelnden Arzt erfolgen, damit beim Scheitern der alternativen Behandlung nicht das Vertrauensverhältnis erschüttert wird.

139. Was ist von alternativen Verfahren zu halten?

Es hat keinen Zweck, den Kopf in den Sand zu stecken: Bei etwa jedem fünften Patienten ist der Arzt mit der Arzneibehandlung und der chirurgischen Therapie am Ende seiner Möglichkeiten. Dann ist der Patient ganz besonders hilfsbedürftig. Er hat Anspruch darauf, nach dem besten Wissen der gesamten Medizin behandelt zu werden. Nach dem Versagen der Schulmedizin kommt ins Spiel, was alternative Behandlung genannt wird. Allzu oft wird damit die Erwartung verknüpft und vielleicht auch geweckt, daß alles bisher Dagewesene in den Schatten gestellt wird. Leider werden wissenschaftlich nicht belegte oder in der Erfahrung nicht bewährte Behandlungen als erfolgreich propagiert. Daher ist jeder, der alternative Behandlungen durchführt, auch verpflichtet, den Patienten zu sagen, welche wissenschaftlichen Belege existieren – Patienten und ihre Angehörigen sollten auch danach fragen. Gut zu verstehen ist, daß Patienten trotz fehlender wissenschaftlicher Belege nach dem letzten Strohhalm greifen, wenn sie von der Schulmedizin enttäuscht sind. Wichtig ist, daß die bisherige Behandlung nicht abgebrochen wird, sondern die alternative Behandlung ergänzend erprobt wird. Weiterhin ist unbedingt darauf zu achten, daß die finanzielle Belastung durch die vorgeschlagene alternative Behandlung von vornherein klar kalkuliert wird, sonst kann zu der Enttäuschung über die Erfolglosigkeit auch noch finanzielle Not kommen. Ganz wichtig ist es darauf zu achten, daß alles was man einnimmt oder gespritzt bekommt, hygienisch einwandfrei ist und bei der Herstellung oder Aufarbeitung nicht verunreinigt wurde, zum Beispiel durch Schwermetalle oder Schimmelpilze. Die Akupunktur kann übrigens zu schweren Nebenwirkungen wie lebensbedrohlichem Lungenkollaps, zu Ohnmacht und zu Schmerzen führen. Selten ist es sogar zu Hepatitis, lokalen Entzündungen, vermutlich durch verunreinigte Nadeln, kommen.

140. Warum ist die Alternativmedizin so anziehend?

Warum Patienten zur Alternativmedizin wechseln oder sie zusätzlich in Anspruch nehmen, ist nicht gut bekannt. Vermutlich spielt der Gedanke an den letzten Strohhalm, ein menschlicher Hang zum Mystischen, ein Mangel an Zuwendung bis hin zur Suche nach einfachen, Laien verständlichen Lösungen und schließlich der Wunsch nach Kontrolle der Erkrankung eine Rolle. Viele Menschen können sich gar nicht vorstellen, daß sie eine gegebene Situation nicht in irgend einer Weise kontrollieren und beeinflussen können. Die Alternativmedizin schreibt in der Regel jegliche Besserung der Erkrankung unkritisch der angewandten Therapiemaßnahme zu, ohne dies wissenschaftlich belegen zu können. Diese unwissenschaftliche Betrachtungsweise ist allerdings nicht nur der Alternativmedizin anzulasten, sondern ist auch bei einer Reihe schulmedizinischer Therapien von Epilepsien und nicht nur dort anzutreffen. Insofern können Alternativ- und Schulmedizin gleichermaßen unwissenschaftlich sein. Der Unterschied zwischen wissenschaftlicher und unwissenschaftlicher Medizin besteht so gesehen darin, daß die unwissenschaftliche Medizin unkritisch ohne Belege jegliche Besserung der verabreichten Therapie zuschreibt und zwischen medikamentenunabhängiger Besserung und spezifischem Medikamenteneffekt nicht unterscheiden kann. Jeder Patient hat aber einen Anspruch darauf, vom Arzt zu erfahren, ob Erfolge der vorgeschlagenen Therapie wissenschaftlich belegt sind oder nicht. Ist ein Therapieerfolg wissenschaftlich nicht belegt, heißt dies zwar noch nicht, daß die Therapie unwirksam sein muß, bedeutet aber, daß man sich als Patient einer ungeprüften

Behandlung unterzieht. Die Behandlung mit einer ungeprüften Therapie ist zumindest so gefährlich wie das Fahren in einem vom Technischen Überwachungsverein (TÜV) nicht geprüften Auto.

141. Was ist EEG-Biofeedback?

Dieses Verfahren beruht darauf, eine EEG-Ableitung, die sonst lediglich auf dem Papier registriert wird und die der Kranke, wenn überhaupt, nur nach der Ableitung zu sehen bekommt, während der Ableitung schon hörbar oder sichtbar zu machen. Man nimmt also sein eigenes EEG wahr und versucht den Rhythmus des EEG zu beeinflussen. Dies geschieht durch Training über Signalrückmeldung mit Lämpchen, Tonzeichen oder Schwingungsbild. Die Therapiedauer beträgt mehrere Monate. Es wird versucht, bestimmte EEG-Muster durch Biofeedback zu unterdrücken. Man benötigt sehr viel Geduld, da über Monate täglich vor einem Gerät trainiert werden muß. Die Biofeedback-Methode ist möglicherweise eine wertvolle Ergänzung für Kranke, deren Epilepsie auf Medikamente nicht oder nicht befriedigend anspricht. Dieses Verfahren kann jedoch noch nicht die medikamentöse Behandlung ersetzen. Bislang sind noch zu wenige Untersuchungen durchgeführt worden, um das Biofeedback als Behandlungsmethode empfehlen zu können. Es fehlen vor allem noch genaue Kenntnisse über die Voraussetzungen einer erfolgreichen Behandlung.

142. Kann man verhaltenstherapeutisch Anfälle verhindern?

Bei Kranken, deren Anfälle von einer Aura eingeleitet werden, hat man versucht, durch eine Unterbrechung der Aura den nachfolgenden Anfall zu blockieren. Meditation und Konzentration können zur Unterbrechung des Anfalls herangezogen werden. Man hat versucht, anfallsauslösenden Reizen durch wiederholte, langsam sich steigernde Intensität ihren anfallsauslösenden Charakter zu nehmen. So hat man beispielsweise Flackerlicht, Geräusche, Musik, Muster und Farben allmählich gesteigert. Das gleiche Verfahren gilt auch für psychische Faktoren wie Angst oder Streß, die Anfälle auslösen. Die Kunst dieser sehr langwierigen und komplizierten Verfahren besteht darin, das geeignete Training so zu organisieren, daß es tatsächlich wirksam wird. In der Regel sind mehrere Sitzungen pro Woche in einem speziell ausgerüsteten Labor notwendig. Die Grundvoraussetzungen sind aber Anfallsauslöser, die durch diese Verfahren beeinflußt werden können. Die übrigen Voraussetzungen sind noch nicht ausreichend bekannt, um Empfehlungen für eine Behandlung geben zu können. Kranke mit einer Aura oder solche mit bekannten anfallsauslösenden Reizen erkundigen sich am besten bei ihrem Arzt nach den derzeitigen Möglichkeiten.

143. Soll man einen Heilpraktiker aufsuchen?

Die Gründe, weshalb Epilepsiekranke einen Heilpraktiker aufsuchen, sind meist Verzweiflung, Hoffnungslosigkeit und Enttäuschung über die zu geringe Wirkung von Medikamenten auf die Epilepsie und die geistige Entwicklung. Der Wunsch, ohne Belastungen durch Medikamente anfallsfrei zu werden, die Neugier, andere Heilmethoden kennenzulernen, und nicht zuletzt die Schwierigkeit, die Epilepsie zu akzeptieren und die Einschränkungen und Belastungen durch die Behandlung ertragen zu können, sind weitere Motive. Aus diesen Gründen für einen Besuch bei einem Heilpraktiker geht hervor, was der Kranke oder seine Angehörigen an der bisherigen Behandlung durch den Arzt vermißt haben. Häufig wird geklagt, daß die Gelegenheit zu längeren Gesprächen über die spezielle Situation des Kranken, über Vor- und Nachteile der bisherigen Behandlung und vor allen Dingen über die Einschätzung der weiteren Entwicklung fehlt.

Heilpraktiker verdanken ihre Anziehungskraft vermutlich vor allem der Tatsache, daß sie besonders begabt sind, den von der Schulmedizin gelegentlich vernachlässigten persönlichen Kontakt mit den Kranken mit großem Einfühlungsvermögen herzustellen. Insoweit ist ein Besuch bei einem Heilpraktiker zwar kein Ruhmesblatt für den behandelnden Arzt, aber ohne Schaden für den Kranken. Gefährlich wird die Behandlung durch den Heilpraktiker aber dann, wenn sie dazu führt, daß die Medikamente abgesetzt werden. Lebensgefährlich lange dauernde Anfälle oder ein Status epilepticus können entstehen.

Die Verabreichung von Zellsuspensionen, Besprechungen sowie die Gabe zerriebener Mineralien vermitteln dem Kranken und den Angehörigen das Gefühl, daß ein neuer Weg eingeschlagen wird. Hierauf gründet sich häufig eine Hoffnung, die in der Regel enttäuscht wird. Die Injektion von Zellsuspensionen kann zu schwerwiegenden Gesundheitsschäden führen, ebenso wie die Verabreichung von Mineralien, die giftige Spurenelemente aufweisen können. Der Besuch bei einem Heilpraktiker kann die Arzt-Patient-Beziehung belasten. Der Arzt kann gekränkt sein, speziell wenn der Besuch beim Heilpraktiker nicht vorher gemeinsam besprochen wurde. Häufig wird jedoch der Arzt verstehen, daß verzweifelte Kranke oder ihre Angehörigen alles mögliche versuchen, um Besserung zu erzielen. Tragisch wird das Unterfangen, wenn finanzieller Schaden entsteht, sich die Epilepsie verschlechtert oder die Arzt-Patient-Beziehung unwiderruflich gestört bleibt. Um diese Komplikationen zu vermeiden, sollten der Kranke und seine Angehörigen den Besuch bei einem Heilpraktiker vorher mit dem Arzt in Ruhe besprechen. Auf diese Weise bleibt in der Regel die Arzt-Patient-Beziehung erhalten, und die Episode erhält das Gewicht, das sie hat, nämlich den aus der Verzweiflung oder der mangelnden Auseinandersetzung entstehenden verständlichen Wunsch, die Epilepsie ungeschehen zu machen.

144. Ist die Anstaltsbehandlung noch zeitgemäß?

Eine vorübergehende Behandlung in einem Epilepsiezentrum kann in besonders schwierigen Fällen erfolgreich sein. Meist wird man jedoch bestrebt sein, eine dauernde Unterbringung in einer Anstalt zu vermeiden. Einige wenige Prozent aller Epilepsiekranken mit mehreren Arten von Anfällen, häufigen Anfällen – in der Regel mit schweren Grunderkrankungen des Gehirns – können auch heute noch durch eine dauernde Anstaltsbehandlung am besten betreut und gefördert werden. Hierzu gehören einige Kranke mit Blitz-, Nick-, Salaam-Krämpfen, myoklonisch-astatischen Anfällen und einige Kranke mit anders nicht beherrschbaren komplex-fokalen (psychomotorischen) Anfällen.

145. Ist Psychotherapie bei Epilepsien sinnvoll?

Die Befürchtung, daß bei psychischen Belastungen Anfälle ausgelöst werden können, wird gelegentlich als ein Argument gegen eine psychotherapeutische Behandlung gewertet. Dieses Argument ist jedoch nicht schlüssig. Denn falls ein Kranker auf psychische Belastungen mit Anfällen reagiert, belegt dies ja gerade die Notwendigkeit der psychotherapeutischen Behandlung. Bei einer engen Zusammenarbeit mit dem behandelnden Arzt kann eine mögliche vorübergehende Zunahme der Anfälle während der Psychotherapie gemeinsam getragen werden. Falls die Anfälle in einer psychischen Krise die Bearbeitung des Konflikts ersetzen, wird eine erfolgreiche Psychotherapie allerdings erheblich erschwert. Diese Entscheidung ist jedoch in der Regel erst während der Psychotherapie zu treffen. Ist eine psychische Auslösung epileptischer Anfälle zweifelsfrei belegt, ist eine Psychotherapie sinnvoll, falls die Anfälle nicht durch Medikamente ohne Nebenwirkungen beherrscht werden können.
Darüber hinaus können auch psychische Probleme, die nicht unmittelbar anfallsauslösend sind, eine Psychotherapie bei einem Epilepsiekranken notwendig machen. Diese Frage ist im Gespräch mit dem Arzt zu klären.

146. Ist Epilepsie heilbar?

Meint man mit Heilung, daß ein Epilepsiekranker mindestens fünf Jahre nach Absetzen aller Medikamente anfallsfrei bleibt, so sind einzelne Epilepsien heilbar. Allgemein gilt: Je früher Anfallsfreiheit erzielt wird, um so größer sind die Heilungschancen. Umgekehrt gilt: Wird die Behandlung zu Beginn der Epilepsie nicht optimal durchgeführt oder kommt es nicht zur Anfallsfreiheit, so sinken die Chancen. Epilepsien mit fokalen Anfällen im Kindesalter, Epilepsien mit großen Anfällen oder Epilepsien mit Absencen haben die besten Heilungschancen. Sie liegen bei 80 bis 90%. Bei anderen Epilepsien, z. B. solchen mit Blitz-, Nick-, Salaam- Krämpfen, Epilepsien mit myoklonisch-astatischen Anfällen, Lennox-Gastaut-Syndrom oder Epilepsien mit komplex-fokalen Anfällen, liegen die Heilungschancen deutlich niedriger, im Bereich von 10 bis 40%. Alle diese Angaben beruhen aber auf Schätzungen und ersetzen nicht die individuelle Beurteilung durch den Arzt im Einzelfall. Heilung ist nicht mit Anfallsfreiheit unter der Behandlung zu verwechseln. Es gibt Epilepsien, die gut behandelbar, aber nur selten zu heilen sind. So werden etwa 90% aller Kranken mit Impulsiv-Petit-mal anfallsfrei, 80% bekommen jedoch nach dem Absetzen wieder Anfälle.
Insgesamt gilt: Je später Anfallsfreiheit erzielt wird, um so weniger Kranke bleiben nach dem Absetzen anfallsfrei. Daraus ergibt sich die Notwendigkeit einer Frühbehandlung im ersten Jahr des Auftretens. Wird ein Jahr nach Beginn der Epilepsie nicht Anfallsfreiheit erzielt, so ist nach den Ursachen für das Versagen der Behandlung zu fragen.

147. Was versteht man unter Lebensqualität?

Unter Lebensqualität versteht man nach Ansicht der Betroffenen epilepsiebedingte Veränderungen des Wohlbefindens und ihrer psychosozialen Situation. Es handelt sich um eine Selbsteinschätzung, die übrigens nicht ganz einfach zu erfassen ist und sicherlich – wie bei Gesunden auch – von Selbsttäuschungen, unrealistischen Einschätzungen und Erwartungen nicht immer frei ist. Trotz dieser Einwände vermittelt die Lebensqualität eine wertvolle Information über den subjektiven Wert von Behandlungen jeglicher Art aus der Sicht des Betroffenen. Mit Behandlung ist hier im weiten Sinn jegliche beabsichtigte Einflußnahme auf die Erkrankung gemeint, nicht nur durch Arzneimittel oder Operationen, sondern auch durch Arztbesuche, Kontakte mit Sozialarbeitern, Psychologen, Selbsthilfegruppen, Psychotherapie bis hin zu alternativen Maßnahmen wie Besuche beim Heilpraktiker, Homöopathie, Besprechen, Tragen eines Amuletts u.ä. Bislang wurde die Auswirkung der Epilepsie und ihrer Behandlung vorwiegend aus der medizinischen Sicht des Arztes betrachtet und die subjektive Sichtweise des Patienten möglicherweise nicht ausreichend gewürdigt. Daher ist die zusätzliche Teilinformation über die Lebensqualität eine notwendige und wichtige Ergänzung zur Gesamtbeurteilung der Belastung, die mit einer Epilepsie verbunden ist.

Psychosoziale Fragen

148. Haben Epilepsiekranke häufiger psychische Probleme als andere Menschen?

Epilepsiekranke ohne zusätzliche Behinderungen, etwa durch eine Grunderkrankung des Gehirns, haben nicht häufiger psychische Probleme als die Menschen ihrer Umgebung. Dies trifft sowohl für Schulkinder als auch für Erwachsene zu. Epilepsiekranke, die trotz Behandlung nicht anfallsfrei werden, weisen häufiger psychische Probleme auf. Hierzu gehören vor allem jene mit einer behindernden Grunderkrankung des Gehirns, die sich in einer verminderten geistigen Leistungsfähigkeit oder Lähmungen zeigt. Nicht Anfallsfreie müssen damit fertig werden, daß sie sich von der Umgebung unterscheiden, d. h. anders sind. Dies führt zu Vorurteilen und kann auch zu Hänseleien und sozialen Benachteiligungen im täglichen Leben führen. Kommt zusätzlich noch eine weitere Behinderung hinzu, etwa durch eine Grunderkrankung mit geistiger Verlangsamung und mangelnder Fähigkeit, sich mit anderen Menschen sich sprachlich gut zu verständigen, oder durch zusätzliche Gebrechen wie Lähmung oder Gangunsicherheit, so ist es nicht verwunderlich, daß psychische Probleme entstehen. Es sind also vorwiegend Kranke mit zusätzlichen Behinderungen und solche, die nicht anfallsfrei werden, die psychische Probleme bekommen. Dies ist ein weiterer Grund, eine Epilepsie gleich zu Beginn zu behandeln, damit psychische Folgeschäden möglichst gering gehalten werden.

149. Wem erzähle ich von der Epilepsie?

Über die Erkrankung sollte man nur mit Vertrauten wie Schulfreunden oder engen Arbeitskollegen sprechen, insbesondere wenn der Arbeitgeber nichts von der Epilepsie weiß. Dem Arbeitgeber sollte die Krankheit genannt werden, falls die Anfälle die Arbeitsleistung beeinflussen und das Unfallrisiko erhöhen. Dem Lehrer ist von den Anfällen zu erzählen.

150. Wie wird man selbständig?

Indem man die Umgebung davon überzeugt, daß man die Epilepsie nicht als Ausrede oder als bequemen Vorwand mißbraucht und Aufgaben und Verantwortung für sich selbst übernimmt, soweit man dazu in der Lage ist. Das Tückische ist, daß andere sich anbieten, es einem vermeintlich leichter zu machen, indem sie für einen etwas tun, tun lassen odcr entscheiden. Man gewöhnt sich als Kranker daran und schon bezahlt man mit einem Verlust der Eigenaktivität, Selbstbestimmung und Selbstverantwortung. Daher sollte jeder Kranke versuchen, zumindest folgende Aufgaben selbst zu regeln: die Tabletteneinnahme selbst zu kontrollieren, die Termine für den Arztbesuch und den Anfallskalender selbst zu führen, sicher zu sein, daß genügend Tabletten da sind bis zum nächsten Sprechstundentermin, möglichst alleine zum Arzt zu gehen. Regeln gibt es nicht. Am besten, man sucht Beispiele, wo man selbständig sein könnte und möchte. Im Zweifel sollte man beim nächsten Termin den Arzt darauf ansprechen. Wann ist übrigens der nächste Termin? Wie heißen die Medikamente?

151. Engt die Epilepsie die Selbständigkeit ein?

Ob Selbständigkeit nicht erreicht wird oder wieder verlorengeht, hängt neben der Schwere der Epilepsie und deren Behandlung vor allem vom Selbstverständnis des Kranken ab. Bei häufigen Anfällen werden die Angehörigen aus Sorge vor Verletzungen die Beweglichkeit des Kindes einschränken und zusätzliche Risiken wie Radfahren und Schwimmen zu vermeiden suchen.

Eine weitere Sorge besteht darin, daß der Epilepsiekranke unbeobachtet und unbeaufsichtigt einen Anfall erleidet und hilflos wird. Hieraus entsteht das sicher gut gemeinte, aber oft übertriebene Bemühen einer möglichst lückenlosen Überwachung. Diesen Befürchtungen ist entgegenzuhalten, daß die meisten Kranken sich kaum oder mindestens nicht gefährlich verletzen. Ob die dauernde Beobachtung das Risiko tatsächlich vermindert und nicht vielmehr von Schaden ist, ist zu überlegen. Es ist zweifelhaft, ob ein Augenzeuge eines Anfalls einen Unfall verhindern kann. Häufig fehlen die Kräfte, den Kranken im Anfall aufzufangen oder festzuhalten. Einen am Boden liegenden, zuckenden Kranken wird man vor Verletzungen durch wiederholtes Aufschlagen schützen, indem man ein Kissen oder eine Jacke zwischen Kopf und Boden schiebt. Sicherlich darf ein nicht anfallsfreier Kranker nicht schwimmen. Wesentlich ist, daß der Beaufsichtigende tatsächlich informiert wird, daß eine Epilepsie vorliegt, und vor allem darüber, was er praktisch tun soll, wenn ein Anfall auftritt. Die Kehrseite der gutgemeinten und in einigen Fällen auch notwendigen Beaufsichtigung ist eine Schwächung der Selbstverantwortung des Kranken.

Das Wissen um die ständige Fürsorge und Beobachtung vermindert das Gefühl des Kranken, für seine Handlungen altersentsprechend verantwortlich zu sein, zu planen, Risiken selbst frühzeitig zu erfassen und in schwierigen Situationen die richtigen Entscheidungen zu treffen. Eigene Erfahrungen, und seien es Fehler, stärken die Selbständigkeit. Daher ist ein Kompromiß zu finden zwischen Aufsicht und Gewährenlassen. Falls sich die Eltern diese Gefahr immer wieder vor Augen halten, ist der Grundstein gelegt für eine optimale, die Eigenaktivität und die Selbständigkeit des Kranken fördernde Haltung, ohne ihn tatsächlich gefährlichen Risiken ungeschützt auszusetzen. Regeln lassen sich hierfür nicht aufstellen. Daher wird im Einzelfall das Gespräch mit dem Arzt die für den jeweiligen Kranken vernünftigen Einschränkungen klären.

152. Wie erkennt man Überprotektion?

Protektion heißt Schutz, jemanden beschützen vor etwas. Überprotektion heißt: zuviel des Guten tun. Der englische Ausdruck, der oft auch im Deutschen übernommen wird, heißt »overprotection«. Es geht um die Grenze, bei deren Überschreiten eine fürsorgliche Haltung, speziell der Angehörigen, die dem epileptischen Kind Belastungen abnehmen, zu einer Belastung wird. Das Kind lernt nicht mehr mit Schwierigkeiten umzugehen, wird unselbständig und entwickelt immer weniger Eigenaktivität. Dadurch wird es immer abhängiger, bis es schließlich glaubt, gar nicht mehr ohne die Angehörigen sein zu können. Das Ende ist gewöhnlich das Zusammenleben des Kranken mit den Eltern bis zu deren Tod. Sterben die Angehörigen, bleibt ein Mensch zurück, der nicht mehr in der Lage ist, allein zu existieren. Die Erklärung ist sicher kompliziert. Der geschilderte Extremfall mag sogar provozierend klingen. Offenbar entsteht eine gegenseitige nutzbringende Abhängigkeit zwischen dem Epilepsiekranken und den Angehörigen. Der Nutzen der Angehörigen, wenn man es so krass ausdrücken darf, liegt vermutlich darin, durch die ständige Aufgabe Anerkennung und Befriedigung zu erlangen. Die Gefahren dieser Haltung für den Epilepsiekranken werden nicht deutlich gesehen. »Ich habe es doch nur gut gemeint«, sagen die Angehörigen, was sicher immer stimmt. Aber gewährleistet diese Absicht auch das Beste für den Kranken? Der Arzt gerät häufig in den Brennpunkt des Konfliktes, wenn er versucht, die unerwünschten Folgen klarzumachen. »Glauben Sie denn, ich mache das zum Spaß, weil ich nichts anderes zu tun hätte oder mich vor den anderen Aufgaben drücken will?« – Wenn man das als Arzt immer so genau wüßte. Man versucht doch lediglich, die Angehörigen auf die Kehrseite der Medaille aufmerksam zu machen. Man gewinnt damit meist keine Zuneigung, aber es ist trotzdem notwendig.

153. Ist Epilepsie eine Behinderung?

Ohne Frage ist Epilepsie ein Hindernis. Ein Betroffener: »Ich möchte einfach meine Epilepsie als einen ab und zu auftauchenden Alptraum zur Seite drängen. Ich denke, daß ich damit die Angst, krank zu sein, anders zu sein oder behindert zu sein, zu verdrängen versuche, die Epilepsie einfach nicht wahrhaben will. Ich denke, ich kann jetzt meine Krankheit vor mir selbst eingestehen. Dies, meine ich, ist sehr wichtig, habe ich doch eigentlich mit dem Verleugnen der Epilepsie einen Teil meines Selbst verleugnet. Nun, nachdem dies ach so blödsinnige Versteckspiel in mir aufgehört hat, muß ich sehen, daß ich eine vernünftige Einstellung zur Epilepsie und meiner Umwelt bekomme, sie nicht zu hoch, aber auch nicht unterzubewerten. Was »hindert«, was »behindert« mich da eigentlich? Ich denke, daß in dieser Gesellschaft alle Menschen »behindert« werden, die nicht in dieses als »normal« gestempelte Leben hineinpassen.« – So das sehr persönliche Bekenntnis eines Epilepsiekranken zu seiner Behinderung.
Wie sich eine Behinderung auswirkt, hängt natürlich nicht nur vom Betroffenen, sondern auch von der Reaktion der privaten und beruflichen Umwelt auf die Epilepsie ab. Schließlich, warum nicht selbstbewußt zur eigenen Behinderung stehen und sich engagieren, um das Los aller Behinderten zu verbessern? Fragen, auf die es keine allgemein gültigen Antworten gibt und die jeder für sich entscheiden kann.

154. Haben Epilepsiekranke charakteristische Wesenszüge?

Von der Umgebung wie auch von Ärzten werden Epilepsiekranken bestimmte Wesenszüge zugeschrieben. Es gibt die Auffassung, daß Epilepsiekranke besonders langsam, haftend, umständlich, weitschweifig, mißtrauisch und unflexibel seien. Andere behaupten wiederum, daß Epilepsiekranke besonders leichtfertig, ablenkbar, flatterhaft und unzuverlässig seien. Diese Auffassungen haben sich gebildet an einigen Beobachtungen von Epilepsiekranken, spiegeln z. T. Vorurteile wider und enthalten häufig unzulässige Verallgemeinerungen. Es gibt aber in der Tat unter Epilepsiekranken einige, die der ersten Wesensart nachschlagen und andere, die der zweiten beschriebenen Wesensart nachschlagen. Die erste Wesensart schreibt man vor allem Patienten mit komplex-fokalen Anfällen aus dem Schläfenlappen zu, während die zweite Wesensart Kranken mit Impulsiv-Petit-mal zugeordnet wird. Zwischen diesen Extremen liegt die Wesensart der übrigen Epilepsiekranken. Es gibt überhaupt keinen Beweis dafür, daß die beschriebenen Wesensarten nur bei Epilepsien vorkommen. Es gibt daher keine für Epilepsien charakteristischen Wesenszüge. Dabei darf nicht vergessen werden, daß die langjährige Einnahme von Antiepileptika durchaus zu einer Veränderung der Wesenszüge führen könnte mit Verlangsamung, Konzentrationsstörung und schlechterem Gedächtnis. Schließlich ist denkbar, daß wiederholte Anfälle mit Kopfverletzungen auch zu einer gewissen Umständlichkeit und Verlangsamung sowie Konzentrationsstörungen führen. Daraus ergibt sich, daß die Behandlung der Epilepsie frühzeitig beginnen soll, weil dann die Chancen zur Anfallsfreiheit am besten sind, und daß sie möglichst mit wenigen Medikamenten, am besten nur mit einem Medikament, in der geringsten anfallsverhütenden Dosis durchgeführt werden soll, um solche psychischen Folgeschäden zu vermeiden.

155. Haben Epilepsiekranke eine geringere Intelligenz?

Epilepsiekranke ohne eine zugrunde liegende Erkrankung des Gehirns haben eine normale Intelligenz. Ist die Epilepsie Folge einer schweren Grunderkrankung des Gehirns, so verursacht die Grunderkrankung die Intelligenzminderung und nicht die Epilepsie selbst. Es ist mittlerweile belegt, daß epileptische Anfälle selbst bei ausreichender Behandlung nicht zu einer Abnahme der Intelligenz im Vergleich etwa zu den Geschwistern dieser Kranken führen. Nur diejenigen Kranken, die aufgrund einer Erkrankung des Gehirns bereits vor Beginn der Epilepsie eine verminderte Intelligenz hatten, sind betroffen. Bei diesen Kranken nimmt tatsächlich die Intelligenz im Laufe der Epilepsie weiter ab. Ob dies eine Folge der fortschreitenden Grunderkrankung des Gehirns ist oder der Epilepsie selbst, ist gegenwärtig noch nicht auseinanderzuhalten.

156. Können Psychosen bei Epilepsien auftreten?

Ja. Psychosen können bei Epilepsien auftreten durch anhaltende epileptische Entladungen des Gehirns, sie können sich an epileptische Anfälle anschließen oder dann auftreten, wenn z. B. durch hochwirksame Medikamente oder nach einer Epilepsieoperation die Anfälle ausbleiben und das EEG sich verbessert. Auch eine Überdosierung von Medikamenten kann selten zu einer Psychose führen. Schließlich können Psychosen auch ohne Bezug zur Epilepsie auftreten. Psychosen sind übrigens bei Epilepsiekranken nicht häufiger als in der übrigen Bevölkerung. Daher ist es keinesfalls gerechtfertigt, die Epilepsie selbst als eine Geisteskrankheit aufzufassen.

157. Gehört Epilepsie zu den Geisteskrankheiten?

Nein. Unter Geisteskrankheit versteht man schwere psychische Krankheiten wie Depressionen, Psychosen mit Wahnvorstellungen und Halluzinationen sowie Erkrankungen, die mit einem Abbau der Intelligenz und der Persönlichkeit einhergehen. Es gibt Epilepsiekranke, die vorübergehend Psychosen entwickeln. Diese Psychosen sind jedoch als eine vorübergehende Komplikation anzusehen. Es kann auch zum Abbau der Intelligenz kommen. Dabei handelt es sich aber eher um die Folgen einer zugrunde liegenden Erkrankung des Gehirns als der Epilepsie selbst. Gelegentlich wird Epilepsie als Geisteskrankheit bezeichnet, um Epilepsiekranke abzustempeln. Der Begriff sollte vermieden werden, weil er falsch ist und Vorurteile schürt.

158. Gibt es psychisch ausgelöste epileptische Anfälle?

Ja. In Einzelfällen ist bei Epilepsiekranken, die sich einer Psychoanalyse unterzogen haben, gezeigt worden, daß epileptische Anfälle in Situationen auftreten, in denen der Anfall als der einzige Ausweg erscheint. Psychisch ausgelöste epileptische Anfälle treten in der Regel nicht unmittelbar in der bedrängenden Situation auf, sondern Stunden bis Tage später. Kommt es also unmittelbar nach einer Aufregung zu einem epileptischen Anfall, so ist ein Zusammenhang unwahrscheinlich. Unmittelbar nach oder während der Aufregung treten hingegen Ohnmachten oder andere nicht-epileptische Anfälle auf.
Ist eine psychische Auslösung epileptischer Anfälle offenkundig, ergibt sich ein Ansatz für eine psychotherapeutische Behandlung. Im allgemeinen wird jedoch die psychische Auslösung epileptischer Anfälle in ihrer Bedeutung und in ihrer Häufigkeit überschätzt. Nicht ganz selten wird die Gewißheit einzelner Kranker, daß die epileptischen Anfälle psychisch ausgelöst sind, von Dritten, z. B. den Angehörigen oder dem Arzt, nicht geteilt. Auf der anderen Seite kommt es vor, daß der Arzt und die Umgebung die psychische Auslösung epileptischer Anfälle sehen, während der Kranke selbst diesen Zusammenhang nicht erkennt. Daher ist zur Frage der psychischen Auslösung epileptischer Anfälle ein ausführliches Gespräch zwischen Patient, Arzt und Angehörigen notwendig.

159. Machen epileptische Anfälle aggressiv?

Die Frage, ob während oder unmittelbar nach epileptischen Anfällen aggressive Handlungen vorkommen, ist sehr gut untersucht worden und kann eindeutig verneint werden. Es gibt keine überzeugenden Belege, daß etwa Krach machen, wütendes Schreien, persönliche Beleidigungen, Drohungen oder gar klare Gewaltandrohungen durch epileptische Anfälle verursacht werden. Dies gilt auch für Türen schlagen, Unordnung machen, Gegenstände herunterwerfen, gegen Möbel treten, Scheiben einschlagen, Feuer legen oder mit Gegenständen werfen, die andere verletzen können. Es gibt weiterhin keine Hinweise, daß drohende Gebärden, Rempeln, Schlagen, Treten, an Haaren ziehen während oder nach Anfällen als körperliche Aggression gegen Personen vorkommen. Was allerdings – glücklicherweise nicht häufig – vorkommen kann, sind Verletzungen durch den Anfall wie Blutergüsse, Zahnverletzungen, Knochenbrüche. Diese sind aber keine körperliche Aggression gegen sich selbst, sondern unbeabsichtigte Verletzungen.

160. Sind Epilepsiekranke aggressiv?

Gelegentlich liest man, daß eine kriminelle Gewalttat während eines epileptischen Anfalls verübt worden sei. Dabei handelt es sich in der Regel um einen Irrtum oder um eine Schutzbehauptung. Epilepsiekranke verursachen nicht mehr Gewalttaten als andere. Gewalttätigkeit im Anfall kann dann entstehen, wenn der Kranke angegriffen wird. Dann wehrt er sich. Dies als aggressiv zu bezeichnen, ist jedoch irreführend. Gelegentlich wird Epilepsiekranken Reizbarkeit zugeschrieben. Abgesehen davon, daß auch sonst reizbare Menschen ohne Epilepsie nicht selten anzutreffen sind, macht die oft sehr schwierige Lebenssituation von Epilepsiekranken mit verkümmerten sozialen Kontakten, Einsamkeit, Einschränkungen in der Lebensweise, sowie das hautnahe Erleben von Vorurteilen verständlich, daß sie gelegentlich reizbar sein können.
Klar ist, daß epileptische Anfälle keine aggressiven Handlungen hervorrufen. Allerdings kann es bei zusätzlichen psychiatrischen Erkrankungen wie organischen Persönlichkeitsstörungen oder Intelligenzminderung zu aggressiven Handlungen kommen, die aber nicht durch die Epilepsie dieser Personen entstehen, sondern durch die genannten Begleiterkrankungen des Gehirns. Somit gibt es keinen Beleg, daß die Epilepsie selbst zu Aggression führt. Frühere Annahmen über Aggression bei Epilepsie beruhen vor allem auf fehlerhaften Untersuchungsmethoden.

161. Was erlebt man während eines Anfalls?

Bei den meisten Kranken setzt die Erinnerung während des Anfalls aus. Daher erkennen sie den Anfall nur an der Reaktion Dritter. Der Verlust der Kontrolle über sich selbst während des Anfalls kann zu Unsicherheit und einem Gefühl der Ohnmacht führen. Wie der Kranke damit umgeht, wie er diese Unterbrechung seines Bewußtseins seiner Umgebung mitteilt, ist abhängig von der persönlichen Erlebnisfähigkeit des Patienten. Wie er die Ohnmacht und den Verlust an Sicherheit und Selbstkontrolle verarbeitet, wird geprägt sein von der psychischen Stabilität des Kranken. Unter welchen Bedingungen diese Störungen des Bewußtseins zu einer psychischen Krankheit führen, ist bislang noch nicht bekannt. Stellt sich ein Kranker diese Fragen, so sind sie in einem vertraulichen und vertrauensvollen Gespräch mit dem Arzt in Ruhe zu klären.

162. Ist es schwierig, ohne epileptische Anfälle zu leben?

Zunächst mag die Frage ganz unsinnig erscheinen. Wie soll man sich vorstellen, daß ein Epilepsiekranker nicht froh ist, die Anfälle los zu sein. Zwei Beobachtungen rechtfertigen jedoch, diese Frage zu stellen.

Einige Kranke sind in den Stunden und Tagen vor einem epileptischen Anfall verstimmt, sie sind reizbar, unruhig, traurig, haben Appetitstörungen und Schlafstörungen. Unmittelbar nach dem Anfall sind diese Störungen wie weggeblasen. Daraus hat sich die Vorstellung entwickelt, daß diese Kranken die Anfälle »benötigen«. Dies ist jedoch vermutlich ein Irrtum. Die Vorboten des Anfalls sind bereits Ausdruck der epileptischen Erregung des Gehirns. Diese klingt nach dem Anfall wieder ab, so daß es gar nicht verwunderlich ist, daß auch die Vorboten wieder abklingen.

Die zweite Beobachtung stützt sich darauf, daß manche Epilepsiekranke auf eine Reduzierung der Zahl der Anfälle und eine Normalisierung des EEG reagieren mit vorübergehender Schlafstörung, Zurückgezogenheit, Reizbarkeit, Aggressivität, gelegentlich sogar mit einer Psychose mit Wahnideen. Es hat den Anschein, als ob die Anfälle ersetzt worden sind durch diese psychische Störung. Diese seltene Komplikation der Behandlung ist durch ärztliche Maßnahmen gut in den Griff zu bekommen. Sie ist daher kein Grund, auf eine Behandlung mit dem Ziel der Anfallsfreiheit zu verzichten. Wird diese Krise überwunden, bleibt der Patient auch ohne Anfälle psychisch gesund.

Die Vorstellung, daß es schwierig sein kann, ohne epileptische Anfälle zu leben, rührt am häufigsten von der Einschätzung her, daß besonders bei langjährigen Epilepsien die Tatsache, daß der Kranke eine Epilepsie hat und regelmäßig Anfälle bekommt, Bestandteil seines Lebens geworden ist und von der Umgebung zu Hause wie auch am Arbeitsplatz akzeptiert wurde. Diese Rücksichtnahme kann so ausgesehen haben, daß bestimmte Aufgaben vom Kranken nicht erfüllt werden mußten, er in manchen Bereichen geschont wurde. Werden nun die Anfälle beseitigt, so kann der Verlust an Rücksichtnahme und eine Zunahme an Anforderung an den Kranken zu psychischen Schwierigkeiten führen. Diese sind aber in der Regel durch Zusammenarbeit zwischen Kranken, Angehörigen und dem Arzt zu beheben.

163. Gibt es eine psychische Abhängigkeit von der Epilepsie?

Zunächst mutet die Frage seltsam an, da das erklärte Ziel jeglicher Behandlung doch die Beseitigung der Epilepsie ist. Lesen Sie jedoch folgendes: »Er sprach von seiner Krankheit wie von einem eigensinnigen Wesen, daß sich ihm eines schönen Tages ungebeten angeschlossen hatte, um ihn nie wieder zu verlassen. Auf seine Art hatte er es ins Herz geschlossen. Er war durch dieses Wesen zu einem Menschen geworden, den er mit Staunen und Neugier betrachten konnte, weil sein eigenes Verhalten für ihn unvorhersehbar geworden war. ... Die Medikamente sind ein Segen; gleichzeitig haben sie etwas kaputt gemacht zwischen der Elfe und mir. Manchmal habe ich Angst, sie haben ihr den Garaus gemacht und sie ist verschwunden, aber an Tagen wie heute weiß ich, daß sie noch lebt und daß ihr Sinn für Humor nichts an Originalität eingebüßt hat. Ich bin verliebt in die Fallsucht, sagte er aus vollem Halse lachend, fügte noch ein lang lebe die Epilepsie hinzu.« (Connie Palmen, Die Gesetze, Suhrkamp, Frankfurt, S. 57/58, 1993) Für diejenigen unter den Lesern, die ähnliche Gefühle hegen, kann dies ein Anhaltspunkt für ein Gespräch mit dem Arzt oder Angehörigen über diesen oftmals verborgenen Anteil der Beziehung zwischen Krankheit und Patient sein. Man sollte sich nicht scheuen, darüber mit Vertrauten zu sprechen. Aus eigener Erfahrung weiß ich, daß Einzelne ihre Epilepsie auch als eine, wenngleich auch für sie etwas wunderliche Bereicherung ihres Lebens erfahren.

164. Kommen psychogene Anfälle bei Epilepsien vor?

Bei schwer behandelbaren Epilepsien, die auch durch eine hohe Tabletteneinnahme nicht beherrscht werden, treten bei etwa 10% der Kranken neben den epileptischen Anfällen psychogene Anfälle auf, die medizinisch auch als »hysterische« Anfälle bezeichnet werden. Der Begriff hysterisch ist hier selbstverständlich nicht als Schimpfwort benutzt im vulgären Sinn, sondern als Bezeichnung für alle Formen psychischer Anfälle nicht-epileptischer Natur.

Psychogene Anfälle sind von epileptischen Anfällen nicht immer leicht zu unterscheiden. Gelegentlich kann sogar eine stationäre Beobachtung der Anfälle im Krankenhaus notwendig werden. Die Zeichen psychogener Anfälle unterscheiden sich von denen epileptischer Anfälle. Die psychogenen Anfälle können häufig durch Ansprache in ihrem Ablauf beeinflußt werden und treten meist vor Dritten auf. Die Anfallszeichen sind von Anfall zu Anfall verschieden. Das Neurohormon Prolactin ist nach dem Anfall nicht erhöht.

Der Anfall dauert meist länger als ein epileptischer Anfall. Unmittelbar nach dem Anfall ist der Kranke völlig ungestört, der Kranke verliert niemals das Bewußtsein. Die Persönlichkeit ist meist durch ein gehemmtes oder ängstliches Wesen gekennzeichnet.

Warum zusätzlich zu den epileptischen Anfällen noch psychogene Anfälle auftreten, ist allgemeingültig nicht zu beantworten, sondern wird in enger Zusammenarbeit mit dem Facharzt in jedem einzelnen Fall gründlich untersucht werden müssen. Häufig haben die psychogenen Anfälle einen Sinn für den Kranken, den es zu erkennen gilt, was allerdings nicht einfach ist. Manchmal treten psychogene Anfälle auf, wenn der Kranke durch die epileptischen Anfälle nicht genügend Zuwendung von der Umgebung erhält oder auf einen für ihn nicht lösbaren Konflikt aufmerksam machen will. Diese schwierigen Fragen zu beantworten, setzt eine intensive Zusammenarbeit der Familie mit dem Facharzt voraus und gelingt selbst dann nicht immer. Wird die Einsicht jedoch erlernt und in Gang gesetzt, daß auch ohne psychogene Anfälle Anerkennung oder Zuwendung zu erlangen sind, können die Anfälle ihren Sinn verlieren und verschwinden.

165. Wie entstehen Vorurteile gegenüber Epilepsie?

Die Auffassungen über Epilepsien haben sich im Laufe der Geschichte gewandelt. In der Antike galt die Epilepsie als eine von Göttern und Dämonen zur Erde gesandte Erkrankung, vielleicht weil der Kranke im großen Anfall wie von einem Blitz getroffen zu Boden fällt. Verbreitet ist auch heute noch die irrige Auffassung, Epilepsie sei eine Geisteskrankheit. Es wird dabei nicht bedacht, daß eine verminderte Intelligenz oder ein geistiger Abbau auftreten kann infolge einer faßbaren Grunderkrankung des Gehirns, nicht aber der Epilepsie selbst. Kranke mit Epilepsie ohne Grunderkrankung sind hingegen in der Regel von normaler Intelligenz und machen auf keinen Fall einen geistigen Abbau durch.
Man muß sich vor Augen halten, daß ein Epilepsiekranker in vielerlei Hinsicht nicht gesellschaftlichen Idealen entspricht. Die beruflichen Chancen sind eingeschränkt. Er darf nicht Auto fahren. Er selbst und andere haben das Gefühl, er falle der Gemeinschaft zur Last. Während eines Anfalls sieht der Kranke in der Regel nicht attraktiv aus, er hat sich nicht unter Kontrolle und ist eben nicht so wie die anderen. Die Epilepsie wird seit altersher vom großen Anfall mit dem hilflosen Ergriffenwerden geprägt. Das griechische Wort »Epilepsie« heißt »ergriffen werden«. Der prustende Speichelfluß, die weit aufgerissenen Augen und das blasse oder violett verfärbte Gesicht des Menschen, der womöglich noch in den Schmutz gefallen ist, sich dabei die Kleidung zerrissen hat, prägt in manchen Köpfen das Bild der Erkrankung.
Manch ein Kranker sieht während des Anfalls aus wie ein Toter. Auch heute noch ist der Tod ein Tabu. Augenzeu-

gen von Anfällen sind häufig zugleich fasziniert und abgestoßen.

Man sieht dem Kranken zwischen den Anfällen nichts an. Es fehlt das Faßbare, das veränderte Aussehen. Vielleicht erhöht die fehlende Körperlichkeit der Erkrankung die Furcht und rückt die Epilepsie in die Nähe von Geisteskrankheiten, bei denen ja körperliche Zeichen ebenfalls fehlen.

Trägt das Aussehen von Epilepsiekranken zum Vorurteil bei? Bei einigen Patienten verändern sich die Gesichtszüge. Die Lippen werden wulstig, die Nase fast klobig. Die Stirn wölbt sich vor. Der Speichel fließt stärker. Das Zahnfleisch wuchert und drängt sogar gelegentlich die Zähne auseinander.

Schließlich hält sich hartnäckig die Auffassung, daß Epilepsiekranke bestimmte Wesenszüge aufweisen. Es wird ihnen vorgeworfen, haftend, etwas klebrig zu sein. Anderen hingegen wirft man vor, zu flatterhaft zu sein. Ganz übersehen wird dabei, daß auch bei Menschen ohne Epilepsie solche Wesenszüge existieren und weiterhin, daß die meisten Kranken diese Wesenszüge nicht aufweisen. Welche Rolle diese verschiedenen Gesichtspunkte bei der Entstehung von Vorurteilen spielen, ist im einzelnen nicht bekannt. Jeder Kranke wird jedoch auf manche dieser irrigen Auffassungen gestoßen und lernt, mit diesen umzugehen.

166. Wie entstehen Schuldgefühle bei Eltern?

Fragt man Eltern epileptischer Kinder, ob sie sich an der Entwicklung der Epilepsie mitschuldig fühlen, so ist zunächst die Regel, daß Mutter und Vater unterschiedlich antworten. Es scheint in manchen Familien eine unausgesprochene »Arbeitsteilung« zu geben, nach der die Mutter für die Entwicklung des epileptischen Kindes die Sorge trägt und der Vater sich von den Aktivitäten um das Kind herum eher distanziert. Fragt man die Mutter, so hört man: »Es gehört zu meiner Aufgabe als Mutter, meinem kranken Kind alles zu erleichtern, möglichst alles Unangenehme abzunehmen, alle für das Kind auftauchenden Schwierigkeiten vorauszusehen und abzuwenden, da ich als Mutter ja sehr viel stärker bin, diese Belastung auszuhalten, als mein schwaches krankes Kind.« In diesen Familien hat der Vater gewöhnlich nicht viel zu sagen in der Erziehung des Kindes oder er beteiligt sich aus eigener Motivation nicht. Häufiger sogar fühlt sich der Vater des Kindes vernachlässigt, weil seiner Meinung nach dem Kind zuviel Zuwendung und Aufmerksamkeit gewidmet wird. Das epileptische Kind wird so zum Angelpunkt der ganzen Familie. Die Mutter fühlt sich allein gelassen in ihrer Aufgabe, das Kind zu erziehen, bekommt noch Vorwürfe zu hören vom Mann, der sich vernachlässigt fühlt. Das Kind gewöhnt sich daran, Schwierigkeiten nicht selbst anzugehen, sondern die Mutter alles erledigen zu lassen. Es fordert mehr und mehr.

Mutter und Vater haben häufig unterschiedliche Vorstellungen, was das Kind beanspruchen darf und was nicht. Diese unterschiedlichen Vorstellungen können in verschiedenen Situationen des Alltags zutage treten: Die

Eltern wollen sich abends in Ruhe zu zweit unterhalten. Das Kind kommt und will mit der Mutter spielen. Die Mutter gibt nach. Der Vater fühlt sich vernachlässigt. Seiner Auffassung nach hätte die Mutter klar sagen sollen: »Jetzt nicht, wir haben morgen früh Zeit, ich möchte mich jetzt mit dem Vater in Ruhe unterhalten.« Der Vater spricht dies aber nicht aus, sondern hält seinen Einwand zurück, bis er mit seiner Frau wieder alleine ist.
Warum fällt es der Mutter so schwer, dem Kind einen Wunsch abzuschlagen? Hat es zu tun mit einem Schuldgefühl an der Entstehung der Epilepsie, mit Mitleid für das Kind oder ist es einfach Ausdruck mütterlicher Liebe? Die Antwort auf diese Frage ist nicht ganz einfach. Hat die Mutter Schuldgefühle und wenn ja, warum? Fragt man in einer Epilepsieambulanz Mütter epileptischer Kinder oder Jugendlicher nach Schuldgefühlen, so ist schon eine Vorauswahl getroffen. Denn dort erscheinen häufig Mütter, deren Kinder seit den ersten Lebensjahren an einer Epilepsie erkrankt sind. Fragt man nach der Ursache der Epilepsie, fehlen selten Angaben wie: »Das Kind ist von der Kommode oder vom Wickeltisch gefallen; die Treppen hinuntergestürzt; hatte vorher eine Grippe«. Angaben über die eigene Verantwortung werden zunächst nicht gemacht. Fragt man nach, so fehlen selten Selbstvorwürfe und Eingeständnisse wie: »Vielleicht war die Schwangerschaft nicht in Ordnung; vielleicht habe ich mich falsch verhalten während der Schwangerschaft; das Kind war nicht geplant; meine Eltern waren gegen die Verbindung.« Es werden alle negativen und zwiespältigen Gefühle wach, welche bei der Entstehung des Kindes eine Rolle

gespielt haben könnten. Die Erkrankung des Kindes wird gelegentlich gesehen als eine Strafe für die Mutter, als Buße für Sündiges. Die antike Sicht von der Epilepsie als Sühne für Sünde der Eltern oder der Mutter wird häufig angenommen. Selbstverständlich ist es nicht zulässig, allein Schuldgefühle als Motiv für die Sorge um das Kind anzunehmen. Es ist aber dennoch für den Einzelnen sinnvoll, sich zu fragen, wie er selbst ein etwaiges Schuldgefühl als ein Motiv seines Handelns sieht, und ob diese Einsicht vielleicht hilft, sich selbst und auch den Umgang mit dem Kind besser zu verstehen.

167. Können Schwierigkeiten im Kindergarten auftreten?

Die Schwierigkeiten können beginnen, wenn einem Kind mit Epilepsie die Aufnahme in einen Kindergarten verweigert wird. Kindergärten können die Aufnahme allerdings nur dann verweigern, wenn das Kind wegen seiner Krankheit in diesem Kindergarten nicht betreut oder es nicht ausreichend gefördert werden kann. Wenn der Kindergartenbetrieb durch sehr häufige Anfälle oder durch den deutlichen körperlichen und geistigen Entwicklungsrückstand gestört wird, so wird der Kindergarten die Aufnahme häufig ablehnen. Gelegentliche Anfälle bei einem nicht wesentlich behinderten Kind sind – sofern sie nicht zu erheblichen Störungen des Betriebes führen – kein hinreichender Grund für die Verweigerung der Aufnahme des Kindes oder für die Kündigung der Betreuung. Es ist trotz dieser Schwierigkeiten sinnvoll, Plätze in einem Kindergarten zu finden und, falls möglich, die Aufnahme in einem Sonderkindergarten zu vermeiden, da eine von gesunden Kindern isolierte Erziehung und Betreuung für die Entwicklung des epileptischen Kindes hinderlich sein kann. Auf der anderen Seite ist, insbesondere bei einem Kind mit deutlicher geistiger und körperlicher Entwicklungsstörung, die spezielle Förderung häufig nur in einem speziellen Kindergarten für behinderte Kinder möglich.

168. Welche besonderen Aufgaben haben die Eltern?

Erfahren die Eltern, daß ihr Kind eine Epilepsie hat, so sind sie häufig schockiert. Je mehr sie jedoch über die Erkrankung und ihre Vielfalt erfahren und je weniger sie sich von den Vorurteilen leiten lassen, um so eher gelingt es, mit der neuen Situation angemessen umzugehen. Die Enttäuschung, daß das Kind in Zukunft vielleicht nicht die Erwartungen der Eltern an Leistung und sozialer Stellung erfüllen kann, ist oft schwerwiegend. Dieser erste Schock ist nicht zu vermeiden und wird erst problematisch, wenn sich daraus keine produktive Grundlage für das weitere Vorgehen entwickelt und die Eltern steckenbleiben in Angst, Scham, Zweifel an der eigenen Leistungsfähigkeit, Resignation oder schierer Verzweiflung. Positiv kann der Schock werden, wenn er Grundlage wird für eine Haltung, das Beste aus der Situation zu machen in Zusammenarbeit mit Arzt, Kindergarten, Schule und Rehabilitationsstätten.

169. Kann man den Eltern Richtlinien geben?

Halten Sie Ihre Erwartungen an das Kind im realistischen Bereich. Versuchen Sie, die Schwierigkeiten zu verstehen, die Ihr Kind mit der Epilepsie hat, ohne diese zu übertreiben. Auch Eltern von Kindern ohne Epilepsie haben Schwierigkeiten.
Versuchen Sie das Positive zu betonen. Jeder Mensch hat gute Eigenschaften und Stärken. Es ist besonders wichtig, die positiven Eigenschaften des Kindes zu fördern, damit die Selbstachtung und die Anerkennung durch andere steigt. Kann das Kind gut malen, zeichnen, singen oder musizieren? Fördern sie diese Eigenschaften.
Achten Sie darauf, daß ihr Kind die Medikamente gewissenhaft einnimmt. Der Jugendliche sollte möglichst selbständig seine Medikamente abends für den nächsten Tag bereitstellen und regelmäßig einnehmen. Hierfür ist eine Tablettendose hilfreich, die am Vorabend mit den Tabletten für den nächsten Tag gefüllt wird. Falls eine Tablette vergessen wurde, kann sie am nächsten Tag noch nachträglich eingenommen werden, am besten kurz vor dem Einschlafen. Falls der Eindruck besteht, das Kind oder der Jugendliche werde durch Nebenwirkungen der Medikamente beeinträchtigt, sollte dieses dem Arzt mitgeteilt, keinesfalls aber die Tabletteneinnahme ohne Rücksprache geändert werden. Dies ist von Bedeutung, damit das Kind oder der Jugendliche lernt, in Zusammenarbeit mit dem Arzt für seine Tabletten verantwortlich zu sein. Am besten notiert der Jugendliche oder seine Eltern, in welcher Zeit welche Beschwerden aufgetreten sind, die als Nebenwirkungen des Medikamentes in Frage kommen.

Die Anfälle werden genau beobachtet und im Anfallskalender beschrieben, den der Kranke möglichst selbst führen sollte. Das Führen des Anfallskalenders ist ein Beitrag zum selbstverantwortlichen Umgang mit der Erkrankung und sollte unbedingt von den Eltern gefördert werden.
Ermutigen Sie Ihr Kind zu körperlicher Aktivität und Teilnahme am Sportunterricht. Falls, insgesamt selten, häufige Anfälle dies verhindern, gehen Sie mit dem Kind spazieren und machen leichte gymnastische Übungen auf dem Boden. Keinesfalls sollte wegen der Epilepsie das Kind von sportlichen Aktivitäten in der Gemeinschaft mit Gleichaltrigen ausgeschlossen werden. Die Selbstachtung und die Achtung und Anerkennung durch andere im Sport sind ein wesentlicher Teil der Entwicklung eines Kindes oder eines Jugendlichen.
Das Zuhause des Kindes sollte geordnet sein mit einer geregelten Tagesordnung, die dem Kind feste Bezugspunkte im Tagesablauf gibt. Dies ist kein Appell für militärische Ordnung, andererseits ist eine unregelmäßige Lebensführung für viele Kinder und Jugendliche nicht günstig und kann zu Anfällen führen. Hierbei ist vor allem an das regelmäßige Zubettgehen und das Aufstehen zu denken. Von Tag zu Tag sollte der Zeitpunkt des Einschlafens nicht mehr als ein bis zwei Stunden schwanken, ebenso wie das Aufstehen. Insbesondere an Sonn- und Feiertagen sowie in den Ferien sollte der Zeitpunkt des Aufstehens zum Vortag um nicht mehr als ein bis zwei Stunden differieren. Ein unregelmäßiger Schlafrhythmus ist ein häufiger Auslöser epileptischer Anfälle, insbesonde-

re, wenn die großen Anfälle meist nach dem Aufwachen auftreten. Besonders gefährlich ist es, nach dem üblichen Aufwachtermin sich noch einmal umzudrehen und mehrere Stunden zu schlafen. Unmittelbar nach diesem Schlaf, insbesondere wenn der Kranke aufgeweckt wird, treten häufig Anfälle auf.

Lassen Sie dem Kind möglichst viel Freiraum. Obwohl die Angst verständlich ist, die Eltern beschleicht, wenn sie ihr Kind unbeobachtet wissen, so ist doch die möglichst ungebundene, selbständige Entfaltung der Aktivitäten des Kindes enorm wichtig für dessen spätere Existenz, in der es ja auf Aktivität und das eigene Durchsetzungsvermögen ankommt. Es wird sicher mehr Schaden anrichten, wenn die Eltern das Kind dauernd zu Hause beaufsichtigen und nicht rauslassen, »weil ein Anfall auftreten könnte«, als wenn man das Risiko eines gelegentlichen Anfalls draußen in Kauf nimmt und das Kind sich möglichst selbständig entwickelt. Die meisten Eltern mit gesunden Kindern lassen diese ihre eigene Welt selbständig erkunden und Erfahrungen machen. Dasselbe sollte auch für Kinder mit Epilepsie gelten, selbst wenn es den Eltern schwerfällt.

Man sollte mit sich und dem Kind offen und ehrlich sein, was die Anfälle angeht. Die Erzieher im Kindergarten und die Fremden sollten sachlich informiert werden, vielleicht sogar mit einem Schreiben des behandelnden Arztes. Die Lehrer sollten informiert werden, und zwar über die Beschreibung der Anfälle und deren Behandlung. Falls das Kind oder der Jugendliche nicht anfallsfrei ist oder deutliche Nebenwirkungen der Medikamente zeigt, sollte ein Spezialist für Epilepsie herangezogen werden und gemeinsam überlegt werden, welche neuen Behandlungsschritte eingeschlagen werden können.

Die Epilepsie sollte nicht als Ausrede benutzt werden, um unangenehmen oder fordernden Aufgaben auszuweichen. Auf diese Weise entstehen eine Reihe von seelischen Problemen, die es dem Kranken nachher schwermachen, sich von den Anfällen zu »trennen«.

Man sollte dem Kind helfen, mit dem Plötzlichen und Unerwarteten der Anfälle zurechtzukommen. Nicht zu wissen, wann der nächste Anfall einen überfällt, kann Unsicherheit und Selbstzweifel fördern. Falls eine Aura auftritt, hat das Kind Zeit, sich hinzusetzen oder sich zurückzuziehen. Beginnt der Anfall ohne Aura, so setzt die Auseinandersetzung nach dem Anfall ein. Es ist vorteilhaft, daß das Kind sich hinsetzt, ruhig verhält und erst spricht, wenn wieder alles in Ordnung ist. Es ist nicht zu empfehlen, daß das Kind die Umgebung fragt, ob etwas war. Selbstverständliches Fortsetzen der Tätigkeit ohne viel Aufheben ist meist am besten. Hat das Kind dieses Verhalten gelernt, wird der einzelne Anfall in einen festen geordneten Ablauf eingebettet, der dem Unerwarteten und Plötzlichen des Anfalls etwas von seinem Schrecken nehmen kann.

Oft sind Freunde mit Epilepsie die besten und engsten Verbündeten des Kindes. Die Intensität des Umgangs Betroffener miteinander gehört zu den prägenden Erlebnissen in der Entwicklung vieler Jugendlicher und Erwachsener. Der Isolation und dem Selbstmitleid werden der positive Umgang mit anderen entgegengesetzt,

die auch Schwierigkeiten haben. Die Fürsorge um andere, anderen Schutz und Anteilnahme geben zu können, gehören sicher zu den positiven Gefühlen, die ein Kind mit Epilepsie erfährt.
Bevorzugen Sie das Kind mit Epilepsie nicht vor den anderen Geschwistern. Es ist genauso einzusetzen für kleinere Aufgaben wie Rasenmähen, Tiere füttern und Laub sammeln, beim Abwasch helfen und Staubwischen. Die Epilepsie darf kein Vorwand werden, sich vor unangenehmen Aufgaben und Pflichten zu drücken; Geschwister, die laufend spüren, daß die Epilepsie zur Bevorzugung führt, werden es das kranke Kind bald spüren lassen.
Die Eltern sollten auch an sich denken und im Tagesablauf Zeit für sich reservieren, die das kranke Kind nicht beanspruchen darf. Es darf nicht dazu kommen, daß ein Ehepartner sich benachteiligt fühlt zugunsten des Kindes mit Epilepsie. Eltern, die ihrem eigenen privaten Zusammensein keinen Raum mehr lassen, legen den Grundstein für eheliche Konflikte, die dem Kind nur schaden können. Klagen wie »Wegen dem Kind können wir nie etwas unternehmen, keinen eigenen Urlaub machen, uns nicht in Ruhe aussprechen« zeigen, daß das epileptische Kind zuviel von der elterlichen Aktivität und Zeit für sich eingenommen hat.

170. Wie entstehen Schulprobleme?

Jedes Kind ist einzeln zu betrachten; dies gilt selbstverständlich auch für Kinder mit Epilepsie. Die meisten Kinder mit Epilepsie werden am regulären Schulunterricht teilnehmen können wegen ihrer normalen Intelligenzleistungen. Einige Kinder mit Epilepsie werden spezielle Sonderschulen benötigen, ebenso wie andere Kinder ohne Epilepsie. Die Bedürfnisse und Schwierigkeiten sind nicht zu verallgemeinern, dennoch haben sich einige Punkte als hilfreich erwiesen.

Wie jede andere lang dauernde Erkrankung verlangt die Epilepsie eine Anpassung von Kind und Familie. Das Kind muß lernen, damit zu leben. Lehrer können dabei helfen, indem sie erkennen und verstehen, wie die Epilepsie das Kind beeinflußt. Epilepsien sind plötzlich und unerwartet auftretende, vorübergehende Störungen. Der nächste Anfall kann jederzeit auftreten, das Kind kann sich nicht darauf vorbereiten. Eine gute medizinische Behandlung und eine gute Atmosphäre, in der das Kind sich nach einem Anfall nicht als Außenseiter fühlt, können diese Furcht mindern.

Die Tatsache, daß die Ursache der Epilepsie oft nicht bekannt ist, verursacht häufig Schwierigkeiten im Verständnis der Erkrankung. Aus medizinischer Sicht weiß man aber, daß gerade die Anfälle bei Epilepsie ohne erkennbare Ursache gut zu behandeln sind. Medikamente gegen Epilepsie verursachen, wie alle Medikamente, Nebenwirkungen, insbesondere weil sie ja oft Jahre und Jahrzehnte eingenommen werden. Die überwiegende Mehrheit aller Kinder hat aber keine oder nur minimale Beschwerden. Es ist nicht zu bestreiten, daß, wenn auch sehr selten, schwerwiegende Erkrankungen durch Antiepileptika entstehen. Lehrer sollten von einem Kind mit Epilepsie wegen der Anfälle niemals weniger an Leistung oder Verhalten erwarten. Besonders schwierig kann die Unterscheidung von kurzen Anfällen, z. B. Absencen, zu Konzentrationsstörungen aus anderen Gründen sein. Häufig ist eine angemessene Beurteilung erst möglich mit einer lang dauernden EEG-Ableitung. Dann kann man unterscheiden, ob die Konzentrationsstörungen oder ein Dösen im EEG von Veränderungen wie bei epileptischen Anfällen begleitet werden. Eine medikamentöse antiepileptische Behandlung wird dann auch erfolgreich diese Störung beseitigen. Schließlich erfordert die psychologische Beurteilung der Leistung eines Kindes mit Epilepsie große Erfahrung, weil der Einfluß der Epilepsie, einer eventeuellen Grunderkrankung des Gehirns sowie der Anfälle und der Medikamente berücksichtigt werden muß.

171. Wann dürfen epilepsiekranke Jugendliche aus dem Elternhaus ausziehen?

Als Regel gilt, daß epilepsiekranke Jugendliche ebenso behandelt werden wie Jugendliche ohne Epilepsie. Es ist abzuwägen zwischen der Angst der Eltern, dem tatsächlichen Risiko und der möglichst gering zu haltenden Einschränkung der Selbständigkeit des Jugendlichen. Diese Frage sollte daher im vertrauensvollen Gespräch mit dem Arzt im Beisein des Jugendlichen und seiner Eltern geführt werden.

172. Wozu dienen Selbsthilfegruppen?

Selbsthilfegruppen sind in den letzten Jahren aus dem Bedürfnis der Kranken entstanden, miteinander als Betroffene gemeinsame Schwierigkeiten zu erörtern, sich gegenseitig zu helfen. Bedürfnisse, Aufgaben und Ansprüche können in der Gemeinschaft wirkungsvoller dargestellt und nach außen getragen werden. Sich mit anderen Betroffenen zu verständigen, vermindert das Alleinsein, die Isolation und auch die Schwierigkeiten im Kontakt mit anderen Menschen. Die Ziele der Selbsthilfegruppe werden jeweils von einzelnen Mitgliedern bestimmt werden. Die Ziele können bestehen in der Stärkung des Selbstbewußtseins. Die Einsicht in eigene Konflikte wird erleichtert durch Wiedererkennen im Verhalten der anderen, Kritikfähigkeit kann gelernt werden. Man kann sensibler werden für die Bedürfnisse anderer Menschen. Man lernt, Selbstverantwortung zu übernehmen. Die Ziele der Selbsthilfegruppen und ihrer Aktivitäten werden sich demnach von Ort zu Ort unterscheiden. Hat ein Epilepsiekranker Schwierigkeiten im Kontakt mit Dritten oder sich selbst, ist ein Besuch in der Selbsthilfegruppe sinnvoll, um sich zu informieren. Durch gute Zusammenarbeit von Selbsthilfegruppen mit Ärzten kann die Behandlung von Epilepsien sicherlich verbessert werden.

173. Darf man heiraten?

Selbstverständlich, falls keine schwere zusätzliche geistige Behinderung vorliegt oder andere schwerwiegende Gründe dagegen sprechen. Sexuelle Aktivität ist nicht schädlich, und bei Kinderwunsch ist das etwas höhere Risiko für das Kind abzuwägen.

174. Welche Sportarten sind erlaubt?

Die Entscheidung, bestimmte Sportarten nicht zu betreiben, wird von der Häufigkeit der Anfälle, vom Zeitpunkt des Auftretens der Anfälle, von der allgemeinen Verletzungsgefahr der Sportart und der speziellen Verletzungsgefahr während eines Anfalls ausgehen.
Ein Patient mit häufigen Anfällen wird ein erhöhtes Risiko bei Sportarten haben, bei denen es im Anfall zu einem Fall aus der Höhe kommen kann, wie Turnen am Hochreck, an Ringen, Seilen, Stangen, Barrenturnen, Diskuswerfen, Speer- und Hammerwerfen, Boxen und Judo, Reiten, Fahrradfahren oder während eines Anfalls zu ertrinken, wie unbeaufsichtigtes Schwimmen oder Tauchen. Abfahrten von Steilhängen, Skispringen oder Schlittschuhlaufen sind zu gefährlich. Treten die Anfälle nur aus dem Schlaf heraus auf oder kurz nach dem Aufstehen, so ist tagsüber das Risiko gering.
Das allgemeine Verletzungsrisiko gilt natürlich auch für Epilepsiekranke. Im allgemeinen ist der Sport aus mehreren Gründen sehr gut für Epilepsiekranke. Bei Jugendlichen kann der Sport sehr zur Achtung durch andere und zur Selbstachtung beitragen und die Isolierung und das Überbeschütztsein abbauen. Dieser positive Gesichtspunkt muß abgewogen werden gegen das erhöhte Risiko, falls der Patient noch Anfälle hat. Als Kompromiß wird ein Sport mit normalem Risiko immer in Frage kommen. Gegen Sportarten wie Gymnastik, Bodenturnen, Sportspiele wie Handball, Basketball und Fußball bestehen keine Bedenken.
Spezielle Fragen entstehen gewöhnlich beim Sportunterricht und beim Schwimmen. Am Sportunterricht unter

Aufsicht kann der Anfallsfreie teilnehmen. Nicht Anfallsfreie dürfen nicht schwimmen, auch nicht unter Aufsicht. Das Risiko ist sehr groß. Ertrinken gehört zu den häufigsten Todesursachen. Aufsichtspersonen sind besonders darauf hinzuweisen, daß der Patient im Anfall wegen des Ausfalls der Gegenreflexe im Wasser erstickt, das ohne Rcflexabwehr in die Lunge laufen kann. Daher fehlen Abwehrbewegungen, mit denen sonst Ertrinkende auf sich aufmerksam machen können. Der Epilepsiekranke sinkt still zu Boden, wo er regungslos liegen bleibt. Patienten mit einem Tumor oder einer Erkrankung des Gehirns als Ursache der Epilepsie sollten Sportarten meiden, die zu Prellungen oder Verletzungen des Kopfes führen können.
Im allgemeinen ist, wenn die oben genannten Empfehlungen berücksichtigt werden, die Verletzungsgefahr von Epilepsiekranken während des Sports nicht höher als bei Gesunden.

175. Wie sehen die beruflichen Möglichkeiten für Personen mit Epilepsie aus?

Der Arbeitskreis zur Verbesserung der Eingliederungschancen von Personen mit Epilepsie hat die Empfehlungen zur Beurteilung beruflicher Möglichkeiten neu gefaßt und 1994 abschließend beraten. Bei einer sachgerechten Beurteilung beruflicher Möglichkeiten von Personen mit Epilepsie werden Art, Häufigkeit, Verlauf und Behandlungsstand der Anfälle, die Art des Berufes und die Unfallgefährdung in verschiedenen Tätigkeitsfeldern innerhalb eines Berufes sowie die Berufssituation Behinderter als Berufsanfänger oder mit Berufserfahrung berücksichtigt werden. Für die Beurteilung der Gefährdung ist entscheidend, ob ein Anfall das Bewußtsein stört oder nicht, ob weiterhin die Haltungskontrolle ungestört bleibt oder durch Sturz oder Hinsinken gestört ist. Schließlich wird geprüft, ob es im Anfall zu Bewegungslosigkeit oder zu unangemessenen Bewegungen kommt. Nach diesen drei medizinischen Gesichtspunkten hat der Arbeitskreis Gefährdungskategorien erarbeitet (s. Tabelle S. 221).
Zum praktischen Vorgehen: Zunächst wird jeder Anfall des Patienten in die Gefährdungskategorien 0, A, B, C oder D eingeteilt, die 0-Kategorie entspricht anfallsfreien Patienten oder Patienten mit arbeitsmedizinisch nicht relevanten Anfallssymptomen. Patienten der 0-Kategorie sind z. B. auch fahrtauglich. Von A bis D nimmt der Schweregrad unter arbeitsmedizinischen Gesichtspunkten zu. Die Tabelle auf den Seiten 222 und 223 hilft beim Vorliegen von Anfallsbeschreibungen, die jeweilige Gefährdungskategorie individuell zu bestimmen.

Tabelle. Gefährdungskategorien.

0	Erhaltenes Bewußtsein, erhaltene Haltungskontrolle und Handlungsfähigkeit **Kommentar:** Anfälle ausschließlich mit Befindlichkeitsstörungen ohne arbeitsmedizinisch relevante Symptome; möglicherweise wird eine Handlung bewußt unterbrochen bis zum Ende der subjektiven Symptome
A	Beeinträchtigung der Handlungsfähigkeit bei erhaltenem Bewußtsein mit Haltungskontrolle **Kommentar:** Anfälle mit Zucken, Versteifen oder Erschlaffen einzelner Muskelgruppen
B	Handlungsunterbrechnung bei Bewußtseinsstörung mit Haltungskontrolle **Kommentar:** Plötzliches Innehalten, allenfalls Minimalbewegungen ohne Handlungscharakter
C	Handlungsunfähigkeit mit/ohne Bewußtseinsstörung bei Verlust der Haltungskontrolle **Kommentar:** Plötzlicher Sturz ohne Schutzreflex, langsames In-sich-Zusammensinken, Taumeln und Sturz mit Abstützen
D	Unangemessene Handlungen bei Bewußtseinsstörungen mit/ohne Haltungskontrolle **Kommentar:** Unkontrollierte komplexe Handlungen oder Bewegungen, meist ohne Situationsbezug

Tabelle. Medizinische Bezeichnung und Gefährdungskategorie, Anfallsbeschreibung.

Bezeichnung	Bewußtsein	Haltungskontrolle	Motorik	Kategorie	Weitergehende Beschreibung
myoklonisch-impulsive Anfälle (Impulsiv-Petit-mal)	nicht gestört	meist erhalten selten Sturz	gestört	**A** **C** (selten)	plötzliche ein- oder mehrmalige heftige Zuckung, meist im Schulter-Arm-Bereich, selten auch der Beine, dann Sturz, gebunden an die Zeit kurz nach dem Erwachen
einfach fokale Anfälle – mit motorischer Symptomatik	nicht gestört	z. T. erhalten z.T. Sturz	gestört	**A, C**	plötzliche Verkrampfung, Wendebewegung oder Zuckungen einzelner Muskelgruppen oder Körperteile, wenn die Beine betroffen sind: Sturz
– mit sensibler, sensorischer oder psychischer Symptomatik	nicht gestört	erhalten	nicht gestört	**0**	äußerlich nicht sichtbare Empfindung wie Kribbeln, Wahrnehmungsänderungen, Gefühlsänderungen
Absencen	gestört	meist erhalten selten Umsinken	gestört, meist Bewegungslosigkeit, selten unangemessene Bewegungen	**B** **C, D** (selten)	plötzliche sekundenlange Bewußtseinspause, z. T. mit Innehalten, z. T. mit automatischer Fortführung der Tätigkeit, bei längerer Dauer sind leichte Zuckungen des Gesichts und der Arme, automatische Bewegungen und Gleichgewichtsstörungen möglich

Grand mal (primär oder sekundär generalisierte tonisch-klonische Anfälle)	gestört	Sturz	gestört	**C**	mit oder ohne Vorgefühl (Aura) verschiedener Dauer und Ausprägung, Bewußtlosigkeit, Sturz, Verkrampfung (tonische Phase), Zuckungen (klonische Phase), z. T. Zungenbiß, Blauwerden, Einnässen, Speichelfluß, unterschiedlich lange Erholungszeit, Verwirrtheitszustand oder Nachschlaf möglich
komplex-fokale Anfälle (psychomotorische Anfälle)	gestört	meist erhalten, seltener Sturz	gestört, meist unangemessene Bewegungen, z.T. Bewegungslosigkeit	**D** **B** (z.T.)	mit oder ohne Vorgefühl (Aura) verschiedener Dauer und Ausprägung, eingeschränktes bis aufgehobenes Bewußtsein, Unterbrechung der Tätigkeit, z.T. ohne weitere Symptome, häufiger aber automatische Bewegungen, unangemessene Handlungen, Umherlaufen, seltener Zu-Boden-Fallen, z.T. Lautäußerungen

Empfehlungen zur Beurteilung beruflicher Möglichkeiten von Personen mit Epilepsie. Arbeitskreis zur Verbesserung der Eingliederungschancen von Personen mit Epilepsie, Epilepsieblätter 7 (1994), Seite 33–44

176. Wie findet man einen Arbeits- oder Ausbildungsplatz?

Die Eignung kann nur unter Berücksichtigung von Neigung, Art und Häufigkeit der Anfälle beurteilt werden. Allgemein gilt, daß ein Epilepsiekranker keiner Tätigkeit nachgehen sollte, die ihn oder seine Umgebung infolge seiner Aufgabe einer besonderen Unfallgefährdung aussetzt. Dies heißt aber, daß ein Risiko in Kauf genommen werden kann, dem jeder im täglichen Leben ausgesetzt ist. Der Arbeitsplatz sollte daher mit keinem größeren als einem alltäglichen Risiko verbunden sein. Die Unfallgefährdung von Epilepsiekranken wird zumeist überschätzt. Sofern sie an geeigneten Arbeitsplätzen tätig sind, sind sie nicht häufiger als andere an Unfällen beteiligt. Es stehen eine Reihe von Ausbildungsberufen in Berufsförderungswerken zur Verfügung, je nach Eignung, der Art der Anfälle sowie Behandlungsstand (siehe Tabelle auf den Seiten 226 und 227).

Die Unfallverhütungsvorschriften der Berufsgenossenschaften enthalten Bestimmungen zur Tauglichkeit von Epilepsiekranken. Die Berufsgenossenschaften sind Träger der gesetzlichen Unfallversicherung, sie gewähren Leistungen bei Arbeitsunfall und Berufskrankheit und überwachen die Sicherheit am Arbeitsplatz. Auch diesen Vorschriften läßt sich entnehmen, daß Epilepsiekranke nicht mit Arbeiten beschäftigt werden dürfen, die für sie oder andere mit einer über das Übliche hinausgehenden Gefahr verknüpft sind.

Daraus ist keine allgemeine Ungeeignetheit abzuleiten. Es gilt, die konkrete Arbeitssituation im einzelnen auf ihre Gefährlichkeit zu bewerten und weiterhin zu prüfen, ob nicht mit vertretbaren Einschränkungen der Beruf voll ausgeübt werden kann.

Tabelle. Ausbildungsberufe für Epilepsiekranke unter Berücksichtigung der Art der Anfälle, deren Häufigkeit sowie des Behandlungsstandes (nach: Thorbecke R., Janz D., Tynova L. (1981) Beurteilung der Arbeitsfähigkeit und Berufstauglichkeit von Patienten mit Epilepsie. Therapiewoche 31: 3643-3649).

Wie ist die Epilepsie einzuschätzen?	anfallsfrei, kraftfahrzeugtauglich	gelegentliche Anfälle nur aus dem Schlaf; gelegentliche einseitige Zuckungen bei klarem Bewußtsein Anfälle nur aus dem Schlaf; sehr seltene und sehr kurze Anfälle mit Beeinträchtigung der Aktivität	
Welche Ausbildungsberufe kommen in Frage?	Maschinenbauer Werkzeugmacher Elektromechaniker Energieelektroniker Elektrogerätemechaniker Nachrichtengerätemechaniker Funkelektroniker Techniker/Schweißtechnik Techniker - Hochbau - Tiefbau Drucker - Hochdruck - Tiefdruck Druckformenhersteller Chemielaborantin Radio- und Fernsehmechaniker Erzieher Galvaniseur Schweißer Masseur/Medizinischer Bademeister Krankengymnastin	Informationselektroniker Reprofotograf Arzthelferin Beschäftigungstherapeut Arbeitserzieher	

	gelegentliche kurze Anfälle mit Unterbrechung der Aktivität; einseitige Zuckungen bei klarem Bewußtsein; sehr seltene Anfälle mit Sturz die nicht länger als 15 min dauern (einschließlich Reorientierung); gelegentliche Anfälle mit Unterbrechung/Beeinträchtigung der Aktivität; seltene kurze Anfälle, bei denen der Kranke nicht der Situation angemessen handelt; seltene Anfälle mit Sturz, die nicht länger als 30 min dauern (einschließlich Reorientierung)	gelegentliche Anfälle, bei denen der Kranke nicht der Situation angemessen handelt; gelegentliche Anfälle mit Sturz, die nicht länger als 30 min dauern (einschließlich Reorientierung) Anfälle mit Unterbrechung/Beeinträchtigung der Aktivität seltene kurze Anfälle, bei denen der Kranke nicht der Situation angemessen handelt; seltene Anfälle mit Sturz, die nicht länger als 30 min dauern (einschließlich Reorientierung)
	Techniker/Elektronik Techniker/Maschinenbau Techniker/Arbeitsvorbereitung NC-Technik Zahntechniker Ingenieur grad. Elektronik REFA-Techniker Techniker für Betriebswissenschaft REFA-Werkstoffprüfer Druckvorlagenhersteller - Reprovorbereitung - Reprotypographie - Reprotuscheur Ingenieur grad. Maschinenbau Augenoptiker Betriebswirt grad. Sozialversicherungsfachangestellter Versicherungskaufmann Sozialarbeiter grad.	Bauzeichner Technischer Zeichner Technischer Zeichner/Elektro Technischer Zeichner/Stahlbau Schriftsetzer Kürschner Pelzwerker Bürokaufmann Bürogehilfe Büropraktiker Industriekaufmann Verwaltung Fachangestellte Uhrmacher

177. Woran kann man das berufliche Unfallrisiko bei Epilepsiekranken individuell abschätzen?

Das Unfallrisiko wird bei allen Anfällen mit Bewußtseinsstörung, z. B. bei großen Anfällen, komplex-fokalen Anfällen, Absencen und myoklonisch-astatischen Anfällen größer sein, als bei Anfällen ohne Bewußtseinsstörung, wie z. B. bei Jackson-Anfällen. Bei Anfällen ohne Bewußtseinsstörung kann sich der Kranke während des Anfalls aus dem Bereich der Gefahr entfernen (s. Tabelle Seite 229).
Treten die Anfälle nur während des Schlafes auf oder kommt es durch Schlafentzug nur selten zu Anfällen, z. B. bei Kranken mit fokalen Anfällen, ist das Risiko wohl geringer als bei Absencen oder Impulsiv-Petit-mal, die tagsüber im Wachzustand und – besonders nach Schlafentzug – auftreten.
Da manche Anfälle, z. B. Absencen, durch Langeweile, Monotonie und Unterforderung begünstigt werden, ist eine Aufmerksamkeit erfordernde Tätigkeit risikoärmer als monotone Arbeiten.
Schließlich kann durch eine geeignete Auswahl der Tätigkeitsbereiche innerhalb eines Berufes sowie der Sicherheitsvorkehrungen das Unfallrisiko weiter vermindert werden (siehe auch Frage 175).

Tabelle. »Epilepsie-Skala« des Arbeitskreises zur Verbesserung der Eingliederungschancen von Personen mit Epilepsie. (Die Rehabilitation 23: (1984) 76-80). Das Unfallrisiko nimmt von 1 bis 7 zu.

Art der Anfälle und Behandlungsstand der Epilepsie	**Unfallrisiko am Arbeitsplatz**
Anfallsfrei im Sinne der Kraftfahrzeugtauglichkeit (z. Zt. mindestens drei Jahre ohne Anfälle)	1
Anfälle nur aus dem Schlaf im Abstand von länger als einem Monat; einseitige Krämpfe bei klarem Bewußtsein im Abstand von länger als einer Woche bis einem Monat	2
Anfälle nur aus dem Schlaf im Abstand von länger als einer Woche; sehr kurze Anfälle mit Beeinträchtigung der Aktivität im Abstand von länger als einem halben Jahr	3
Kurze Anfälle mit Beeinträchtigung der Aktivität im Abstand von länger als einer Woche; einseitige Krämpfe bei klarem Bewußtsein; Anfälle mit Sturz, die einschließlich Reorientierung nicht länger als fünf Minuten dauern, im Abstand von länger als einem halben Jahr	4
Anfälle mit Beeinträchtigung der Aktivität im Abstand von länger als einer Woche; kurze Anfälle, bei denen der Kranke nicht der Situation angemessen handelt, im Abstand von länger als einem Monat; Anfälle mit Sturz, die einschließlich Reorientierung nicht länger als 15 Minuten dauern, im Abstand von länger als einem Monat	5
Anfälle, bei denen der Kranke nicht der Situation angemessen handelt, im Abstand von länger als einem Monat; Anfälle mit Sturz, die einschließlich Reorientierung nicht länger als 15 Minuten dauern, im Abstand von länger als einem Monat	6
Anfälle mit Beeinträchtigung der Aktivität; kurze Anfälle mit Beeinträchtigung der Aktivität, bei denen der Kranke nicht der Situation angemessen handelt, im Abstand von länger als einer Woche; Anfälle mit Sturz, die einschließlich Reorientierung nicht länger als 15 Minuten dauern, im Abstand von länger als einer Woche	7

178. Welche Besonderheiten sind bei der Berufsausbildung zu beachten?

Das Gesetz, das die Berufsbildung regelt, sieht für Behinderte gewisse Erleichterungen vor. Es darf jedoch nicht übersehen werden, daß eine unvollständige Ausbildung die Arbeitsplatzchancen drastisch verringert. Daher sollte jeder Epilepsiekranke darauf achten, daß bei der Wahl eines Ausbildungsberufes möglichst wenige Ausnahmen von der Ausbildungsordnung erforderlich sind.

179. Ist Epilepsie ein Kündigungsgrund?

Krankheit ist grundsätzlich kein Kündigungsgrund. Der Arbeitgeber ist aber im Recht, wenn er unter Berufung auf eine Krankheit kündigt, falls diese die Ausübung der beruflichen Tätigkeit unmöglich macht. Dies ist bei wiederholten epileptischen Anfällen anzunehmen, wenn durch sie die Sicherheit des Kranken oder seiner Kollegen gefährdet werden kann oder wenn aus anderen Gründen die Epilepsie die Ausübung der Tätigkeit unmöglich macht. Zunächst muß der Arbeitgeber versuchen, den Arbeitnehmer innerhalb seines Betriebes auf einem anderen freien Arbeitsplatz zu beschäftigen, auf dem die Epilepsie nicht stört. Erst wenn dies fehlschlägt, darf er kündigen.

180. Kann wegen epilepsiebedingter Fehlzeiten gekündigt werden?

In der Regel fehlen Epilepsiekranke nicht häufiger als ihre nicht-epilepsiekranken Kollegen. Dennoch kann es bei Umstellung der Medikamente zu mehrmonatigen Fehlzeiten kommen. Das oberste deutsche Gericht für Arbeitsangelegenheiten, das Bundesarbeitsgericht, hat entschieden, daß einem Arbeitnehmer unter Berufung auf krankheitsbedingte Fehlzeiten gekündigt werden kann, wenn der Arbeitnehmer in der Vergangenheit längere Zeit gefehlt hat, eine Besserung nicht zu erwarten ist und der Arbeitgeber sich gezwungen sieht, aus betrieblichen Gründen den Arbeitsplatz wieder zu besetzen. Das bedeutet etwa, daß ein Epilepsiekranker, der zwei oder drei Jahre hintereinander jeweils etwa zwei Monate gefehlt hat, eine Kündigung nicht zu befürchten hat, wenn etwa wegen einer inzwischen erfolgreichen Therapie in Zukunft nur noch unwesentliche Fehlzeiten auftreten werden. Das gleiche gilt, wenn eine solche Therapie, von der eine Besserung erwartet werden kann, erst eingeleitet worden ist. Hat der betroffene Arbeitnehmer in den letzten drei Jahren mehr als 15% der Arbeitstage wegen Krankheit gefehlt, so ist nach gegenwärtiger Praxis der Rechtsprechung bei nicht zu erwartender Besserung eine Kündigung grundsätzlich gerechtfertigt (H.-D. Steinmeyer).

181. Muß die Epilepsie dem Arbeitgeber gemeldet werden?

Das Dilemma sieht so aus, daß der Bewerber, der seine Epilepsie angibt, in der Regel leider gar nicht erst genommen wird. Verschweigt er sie und es kommt heraus, wird ihm gekündigt. Bei der Frage, ob bei der Bewerbung auf die Frage des Arbeitgebers über die Krankheit Auskunft gegeben werden muß, ist zu unterscheiden, ob Anfallsfreiheit besteht oder nicht.

Bei Anfallsfreiheit ist der Bewerber nicht verpflichtet anzugeben, daß er früher einmal Anfälle hatte. Dies ist auch naheliegend, weil für den Arbeitgeber ausgeheilte Krankheiten keinen Einfluß auf die vorgesehene Arbeitsleistung haben. Wird ausdrücklich nach früheren Krankheiten gefragt, so ist der Bewerber berechtigt, die Aussage zu verweigern. Häufig wird aber aus der Verweigerung der Antwort geschlossen, daß Krankheiten vorgelegen haben.

Sind hingegen nach Urteil eines Facharztes weitere Anfälle nicht unwahrscheinlich, so ist zu unterscheiden, ob der Arbeitgeber bei der Bewerbung oder der Einstellung nach Krankheiten fragt oder nicht. Wird in einem Fragebogen nach einer Krankheit gefragt oder stellt der Betriebsrat die Frage, so muß der Bewerber über jede Krankheit Auskunft geben, die auf irgendeine Weise seine Arbeitsleistung beeinträchtigen kann. Ein Bewerber, der nicht anfallsfrei ist, sollte, wenn er nach Krankheiten gefragt wird, seine Epilepsie angeben. Wird hingegen bei der Einstellung nicht nach Krankheiten gefragt, muß er dennoch die Epilepsie angeben, wenn Anfälle die vorgesehene Tätigkeit unmöglich machen. So wird ein Dachdecker auch ohne ausdrückliche Frage seine Epilepsie angeben müssen. Der Epilepsiekranke sollte unbedingt seinen behandelnden Arzt ausführlich nach dessen Meinung befragen, speziell falls Zweifel über die Auskunftspflicht bestehen. Wird die Epilepsie nicht angegeben, obwohl sie die Arbeitsleistung betrifft, ist der Arbeitgeber im Recht, fristlos zu kündigen. Sind wegen des Verschweigens dem Arbeitgeber Schäden entstanden, so kann der Arbeitnehmer zu Schadensersatz verpflichtet werden.

182. Kann man Beamter werden?

Für die Aufnahme in den Beamtenstand hat die Deutsche Sektion der Internationalen Liga gegen Epilepsie folgende Richtlinien vorgeschlagen:

Richtlinien für die Aufnahme von Anfallskranken in den Beamtenstand.

Die Deutsche Sektion der Internationalen Liga gegen Epilepsie empfiehlt allen Behörden bzw. ihren medizinischen Gutachtern, folgende Richtlinien bei der Beurteilung der Eignung Anfallskranker für die Beamtenlaufbahn zu beachten:

1. Epileptische Anfallskranke generell von der Beamtenlaufbahn im Staats- oder Kommunaldienst auszuschließen, ist aus medizinischen Gründen nicht mehr gerechtfertigt. Jeder Bewerber für die Beamtenlaufbahn mit abgelaufener oder noch bestehender Epilepsie ist individuell auf seine Eignung zu prüfen. Dazu gehört neben einer fachärztlichen oder fachklinischen Begutachtung wenigstens eine elektroenzephalographische Untersuchung (EEG). Die Entscheidung kann nur unter Berücksichtigung der Art und Form der epileptischen Erkrankung, des klinischen und elektroenzephalographischen Befundes, des psychischen Status und des bisherigen Behandlungsverlaufes gefällt werden.
2. Anfallskranke sind – auch nach erfolgreicher Behandlung – in keinem Falle für eine Beamtenlaufbahn geeignet, in der sie für das Leben und die Gesundheit der Allgemeinheit direkt verantwortlich sind (Verkehrsbetriebe!).
3. Anfallskranke ohne psychopathologische Auffälligkeiten, die mindestens zwei Jahre nach Beendigung der Behandlung anfallsfrei geblieben sind und bei denen EEG-Untersuchungen keine spezifisch epileptischen Veränderungen zeigen, können als geheilt gelten und sind für alle Positionen im Beamtendienst (mit Ausnahme des Abs. 2) geeignet.

4. Anfallskranke ohne psychopathologische Auffälligkeiten, die noch einer laufenden medikamentösen Behandlung bedürfen, um anfallsfrei zu bleiben, oder dabei nur selten Anfälle haben, sind entsprechend den Unfallverhütungsvorschriften nur für Positionen geeignet, in denen ein möglicher epileptischer Anfall zu keiner Gefährdung des Beamten oder Dritter führen kann (Bürodienste). Aus psychologischen Gründen sollten Anfallskranke, die noch selten (3- bis 4mal jährlich) große Anfälle bekommen, nicht in Positionen mit Publikumsverkehr (Schalterdienste) oder im Schuldienst eingesetzt werden.

Erläuterungen:
Die erheblichen Fortschritte, die in den letzten Jahrzehnten auf dem Gebiet der Epilepsieforschung und speziell der Epilepsietherapie erzielt worden sind, rechtfertigen die Forderung einer Aufnahme von Anfallskranken in den Beamtenstand unter bestimmten, individuell zu prüfenden Bedingungen, statt der bisher weithin üblichen generellen Ablehnung.
Die Vorstellung, daß Epilepsie stets mit Geistesschwäche oder mit einer zwangsläufig eintretenden Minderung der geistigen Leistungsfähigkeit kombiniert sei, und daß sie nicht erfolgreich behandelt werden könne, ist heute nicht mehr gültig. Es ist erwiesen, daß die primäre intellektuelle Begabung Anfallskranker nicht vom Durchschnitt abweicht, daß es unter Epilepsiekranken wie in der Gesamtpopulation kleine Gruppen Minderbegabter und überdurchschnittlich Begabter neben der größten Gruppe mit durchschnittlicher Intelligenz gibt. Ferner haben neuere Forschungen ergeben, daß ein mögliches Nachlassen der geistigen Kräfte im Verlauf der Krankheit eine Folge gehäufter epileptischer Anfälle ist, die durch frühzeitige und erfolgreiche Behandlung vermeidbar ist. Die Möglichkeit einer erfolgreichen Behandlung ist nunmehr durch die Fortschritte der klinischen und pharmakologischen Forschung gegeben. Der klinischen Forschung ist die Erkenntnis zu verdanken, daß es nicht »die

Epilepsie« als Krankheitseinheit, sondern verschiedene Formen von Epilepsie mit vielfältigen Anfallstypen und unterschiedlichen – leichten bis schweren – Verlaufsbildern gibt. Die pharmakologische Forschung hat zur Entwicklung einer Vielzahl verschiedenartiger und z. T. spezifisch auf einzelne Epilepsieformen wirksamer Medikamente geführt. Bei sachkundiger, differenzierter Anwendung dieser Pharmaka ist in 60 bis 80% aller Fälle Anfallsfreiheit zu erreichen.

Nur knapp 10% aller Anfallskranken sind infolge gehäufter Anfälle bei Therapieresistenz und psychischer Störungen (primäre Geistesschwäche, Demenz, Wesensänderungen) anstaltsbedürftig. Unter den 90% aller Epilepsiekranken, die in der freien Gesellschaft leben und Anspruch haben auf volle soziale und berufliche Eingliederung, befinden sich – bei einer Gesamtzahl von etwa 250 000 bis 300 000 Anfallskranken in der Bundesrepublik – viele Tausende, die auf Grund ihrer qualifizierten intellektuellen Fähigkeiten einerseits und der leichten Krankheitsform oder der guten therapeutischen Beeinflußbarkeit ihrer Krankheit andererseits, ohne weiteres zu gehobenen (auch akademischen) Berufen geeignet sind und sie voll bis zur Erreichung der Altersgrenze ausüben können. Es ist daher eine unbillige Härte, Anfallskranken generell die Beamtenlaufbahn im Staats- und Kommunaldienst zu verschließen.
Anfallskranke ohne psychopathologische Auffälligkeiten, die unter laufender medikamentöser Behandlung anfallsfrei sind, oder nur selten Anfälle bekommen, erfüllen nicht weniger die Bedingungen zur Verbeamtung als etwa Tuberkulosekranke, die jahrelang rezidivfrei sind, oder als gut eingestellte Diabetiker. Für sie ist in gleichem Maße wie für die genannten Präzedenzfälle anzunehmen, daß mit der geforderten Wahrscheinlichkeit eine vorzeitige Dienstunfähigkeit nicht eintreten wird. Erst recht gilt das für diejenigen Anfallskranken, die auch nach Beendigung der Behandlung jahrelang anfallsfrei geblieben sind und ein von anfallsverdächtigen Veränderungen freies EEG haben.

Selbstverständlich hat die individuelle Prüfung nicht nur die prognostische Beurteilung im Blick auf die Erhaltung der Dienstfähigkeit bis zum

Ruhestandsalter zu berücksichtigen, sondern auch für die Frage, ob der Bewerber den mit der erstrebten Laufbahn verbundenen Amtspflichten voll zu genügen vermag. In dieser Hinsicht ergeben sich gewisse Einschränkungen für die Aufnahme in den Beamtenstand aus der besonderen Gefährdung und der besonderen Verantwortlichkeit für die Allgemeinheit, die mit einzelnen Beamtenpositionen (z. B. im Bahndienst) verbunden sind (Abs. 2). Darüber hinaus sind für geheilte Anfallskranke entsprechend Abs. 3 keine Einschränkungen geboten. Gut medikamentös eingestellte Anfallskranke sind entsprechend Abs. 4 unter Beachtung der Unfallverhütungsvorschriften einzusetzen; sie sind also für Dienste, die nicht mit außergewöhnlichen Gefahren verbunden sind (Bürodienste), durchaus geeignet, da bei diesen Positionen ein auftretender großer oder kleiner epileptischer Anfall ebensowenig gravierende Folgen hat wie etwa ein Ohnmachtsanfall oder ein Herzanfall. Zu berücksichtigen sind jedoch mögliche psychologische Auswirkungen großer epileptischer Anfälle bei Positionen mit Publikumsverkehr oder im Schuldienst. Die psychische Eignung zur Erfüllung der Amtspflichten ist für Anfallskranke wie für Gesunde selbstverständliche Voraussetzung für die Aufnahme in ein Beamtenverhältnis; dementsprechend sind Anfallskranke mit psychopathologischen Auffälligkeiten auch dann von der Verbeamtung auszuschließen, wenn therapeutisch anhaltende Anfallsfreiheit erreicht wurde.

Die Beurteilung Anfallskranker setzt die genaue Kenntnis der Verschiedenartigkeit epileptischer Krankheitsbilder und Verlaufsformen voraus; deshalb ist unbedingt die Einholung eines fachärztlichen oder fachklinischen Gutachtens vor der Entscheidung über die Bewerbung eines Anfallskranken um Aufnahme in ein Beamtenverhältnis anzuraten. Aber gerade diese Vielfalt epileptischer Erkrankungen rechtfertigt die Forderung, entgegen der bisherigen pauschalen Ablehnung Anfallskranker für die Beamtenlaufbahn unter bestimmten Bedingungen auch Anfallskranken die Aufnahme in den Beamtenstand zu ermöglichen – sowohl im Interesse des Einzelnen, wie auch im Interesse der Schaffung eines qualifizierten Beamtenstandes.

(P. Röttgen und L. Stollreiter, Der öffentliche Gesundheitsdienst 1966, 28, S. 248)

In der Regel wird durch die ärztliche Untersuchung – meist durch das Gesundheitsamt – geprüft:

1. ob der Bewerber gesundheitlich geeignet ist für die vorgesehene Laufbahn;
2. ob der Bewerber nicht wegen der Epilepsie vorzeitig in den Ruhestand treten muß.

Ist der Bewerber gesundheitlich geeignet, wird aber befürchtet, daß er vorzeitig in den Ruhestand versetzt werden müßte, wird häufig eine Übernahme in das Angestelltenverhältnis empfohlen.

In der Frage der Eignung wird bei Beamtenanwärtern meist strenger geurteilt, da Beamte nicht nur für einen begrenzten Tätigkeitsbereich eingestellt werden und sie in der Regel auf Lebenszeit berufen werden.

Wird ein Beamter mit Epilepsie dauernd dienstunfähig und sind alle Behandlungsversuche zur Erhaltung oder Wiederherstellung seiner Dienstfähigkeit gescheitert, so wird er vorzeitig in den Ruhestand versetzt. Ist der Bewerber schwerbehindert im Sinne des Schwerbehindertengesetzes, so kann dies die Berufung in den Beamtenstand günstig beeinflussen, da Schwerbehinderten bei gleicher Eignung der Vorzug vor anderen Bewerbern gegeben werden soll, falls der Bewerber nach amtsärztlichen Gutachten voraussichtlich noch wenigstens zehn Jahre dienstfähig sein wird.

183. Ist ein Studium möglich?

In der Regel ja, da die Epilepsie die Gesundheit anderer Hochschulmitglieder nicht gefährdet und den Studienbetrieb nicht erheblich beeinträchtigt. Bei Studien mit experimentellen Praktika und dem Sportstudium könnten Schwierigkeiten entstehen, falls der Student nicht anfallsfrei ist.

184. Ist ein Schwerbehindertenausweis sinnvoll?

Schwerbehindert ist nach dem Schwerbehindertengesetz, wer in seiner Behinderung nicht nur vorübergehend um mindestens 50% gemindert ist. Das Versorgungsamt stellt durch ein ärztliches Gutachten den Grad der Behinderung fest (s. Tabelle Seite 243). Falls das Versorgungsamt den Grad der Behinderung auf mindestens 30% festgesetzt hat und der Behinderte ohne die Gleichstellung mit den Schwerbehinderten keinen geeigneten Arbeitsplatz erlangen oder behalten kann, gilt er ebenfalls als schwerbehindert.

Die Vorteile des Schwerbehindertenschutzes sind in der Praxis insgesamt als recht gering anzusehen. Die Auflage, daß Betriebe mit mehr als 16 Arbeitsplätzen 6% ihrer Arbeitsplätze mit Schwerbehinderten besetzen müssen oder für jeden nicht mit Behinderten besetzten Arbeitsplatz eine Abgabe zahlen, wird häufig mit Zahlung der Ausgleichsabgabe erfüllt. Hat ein Schwerbehinderter einen Arbeitsplatz, so hat er Anspruch auf sechs Tage zusätzlichen Urlaub sowie eine unentgeltliche Beförderung im öffentlichen Personenverkehr und einige Steuervergünstigungen, deren Einzelheiten in Broschüren des Bundesministers für Arbeit und Sozialordnung »Hilfe für Behinderte« ausführlich dargestellt sind. Eine Kündigung kann nur mit vorheriger Zustimmung der Hauptfürsorgestelle erfolgen. Leider bedeutet dies in der Praxis keine wesentliche Hemmschwelle bei deutlichem Kündigungswunsch des Arbeitgebers. Sind in einem Betrieb mehr als fünf Schwerbehinderte beschäftigt, so können diese einen Vertrauensmann der Schwerbehinderten wählen, der ihre Interessen vertritt.

Daß der Schwerbehindertenstatus auch Nachteile mit sich bringt, überrascht zunächst. Folgende Nachteile sind aber zu bedenken:
Der Schwerbehinderte hat größere Schwierigkeiten, einen Arbeitsplatz zu finden. Der Kranke mit einem Schwerbehindertenausweis läuft Gefahr, sich von den aktiv im Berufsleben stehenden Kollegen zu isolieren. Der Ausweis kann zur Rechtfertigung für eine resignierende, verzweifelte, passive Haltung werden, welche die Chancen für berufliche Zufriedenheit und Anerkennung verringern kann. Der Ausweis verlagert einen Teil der Verantwortung für die Krankheit auf die Allgemeinheit, was einer möglichst aktiven Gestaltung des eigenen Lebens und dem produktiven Umgang mit der Krankheit im Wege stehen kann. Diese Gefahr muß man auch sehen, um nicht die unbestrittenen Vorteile in einem zu rosigen Licht zu sehen.

Tabelle. Kriterien zur Beurteilung des Grads der Behinderung bei Personen mit Epilepsie (Menrad, H.: Empfehlung zur Beurteilung beruflicher Möglichkeiten von Personen mit Epilepsie, ASP 18, 1983, Seite 147–151. Erhältlich bei der Stiftung Michael, Münzkamp, 22339 Hamburg).

Epileptische Anfälle (je nach Grad, Schwere, Häufigkeit und tageszeitlicher Verteilung)	**GdB** [a]
sehr selten (große Anfälle mit Pausen von mehr als einem Jahr; kleine Anfälle mit Pausen von Monaten)	40 v. H.
selten (große Anfälle mit Pausen von Monaten; kleine Anfälle mit Pausen von Wochen)	50 – 60 v.H.
mittlere Häufigkeit (große Anfälle mit Pausen von Wochen; kleine Anfälle mit Pausen von Tagen)	60 – 80 v. H.
häufig (große Anfälle wöchentlich oder Serien von generalisierten Krampfanfällen, von fokal betonten oder von multifokalen Anfällen; kleine Anfälle täglich)	90 – 100 v. H.
bei drei Jahren Anfallsfreiheit bei weiterer Notwendigkeit antikonvulsiver Behandlung (wegen fortbestehenderAnfallsbereitschaft)	30 v. H.

Ein Anfallsleiden gilt als abgeklungen, wenn ohne Medikation drei Jahre Anfallsfreiheit besteht. Ohne nachgewiesenen Hirnschaden ist dann kein GdB mehr anzunehmen.

[a] GdB = Grad der Behinderung

185. Wie erhält man einen Führerschein? Welche Schwierigkeiten gibt es?

Heutzutage ist ein Auto zu fahren für Jugendliche ein Zeichen des Erwachsenseins und bei Erwachsenen zur beruflichen und privaten Existenz nahezu unentbehrlich. Es ist daher nicht verwunderlich, daß die Bedingungen, unter denen Epilepsiekranke Auto fahren dürfen, besonderes Interesse finden. Verständlich ist, daß ein Epilepsiekranker, der noch Anfälle bekommt, zum Führen eines Fahrzeuges nicht geeignet ist, weil das volles Konzentrations- und jederzeit uneingeschränktes Reaktionsvermögen verlangt. Ein nicht voll tauglicher Kraftfahrer gefährdet andere und sich selbst. Die zuständige Behörde zieht fachärztliche Gutachten zur Beurteilung der Fahreignung heran.
Anhaltspunkte hat das Bundesministerium für Verkehr den zuständigen Behörden in dem Gutachten »Krankheit und Kraftverkehr« von H. Lewrenz und B. Friedel (Krankheit und Kraftverkehr. Begutachtungs-Leitlinien des Gemeinsamen Beirats für Verkehrsmedizin beim Bundesministerium für Verkehr. 5. Auflage. Schriftenreihe des Bundesministeriums für Verkehr, Heft 73. Bonn, 1996) gegeben. Dieses Gutachten wird nachfolgend auszugsweise abgedruckt:

Leitsätze

Gruppe 1 (bisherige Führerscheinklassen 1, 3, 4 und 5):
Wenn epileptische Anfälle oder andere anfallsartige Bewußtseinsstörungen aufgetreten sind, ist der Betroffene in der Regel nicht in der Lage, den gestellten Anforderungen zum Führen von Kraftfahrzeugen der Gruppe 1 gerecht zu werden, solange ein wesentliches Risiko von Anfallsrezidiven besteht.

Gleiches gilt bei nichtepileptischen Anfällen mit akuter Beeinträchtigung des Bewußtseins oder der Motorik wie narkoleptischen Reaktionen, affektiven Tonusverlusten, kardiovaskulären Synkopen, psychogenen Anfällen u.ä.

Ausnahmen von der Regel sind gerechtfertigt
- bei einfachen fokalen Anfällen, die keine Bewußtseinsstörung und keine motorische, sensorische oder kognitive Behinderung für das Führen eines Fahzeuges zur Folge haben und bei denen nach mindestens einjähriger Verlaufsbeobachtung keine relevante Ausdehnung der Anfallssymptomatik und kein Übergang zu komplex-fokalen oder generalisierten Anfällen erkennbar wurde,
- bei ausschließlich an den Schlaf gebundenen Anfällen nach mindestens dreijähriger Beobachtungszeit.

Ein wesentliches Risiko von Anfallsrezidiven ist nicht anzunehmen
- nach einem einmaligen Anfall (nach einer Beobachtungszeit von drei bis sechs Monaten)
- wenn der Anfall an bestimmte Bedingungen geknüpft war (Gelegenheitsanfall), wie z.B. an Schlafentzug oder akute Erkrankungen (Fieber, Vergiftungen, akute Erkrankungen des Gehirns oder Stoffwechselstörungen), und der Nachweis erbracht wurde, daß jene Bedingungen nicht mehr gegeben sind,
- wenn die neurologische Abklärung weder Hinweise auf eine ursächliche morphologische Läsion noch auf eine beginnende idiopathische Epilepsie ergeben hat,
- **wenn der Betroffene (nach Behandlung) zwei Jahre anfallsfrei geblieben ist und kein erkennbares Risiko weiterer Anfälle besteht.** Das Elektroenzephalogramm (EEG) muß dabei nicht von den für Epilepsie typischen Wellenformen frei sein. Aber eine massiv ausgeprägte Spike-wave-Tätigkeit im EEG, eine im Verlauf nachgewiesene Zunahme von generalisierten Spike-wave-Komplexen und fokalen Sharp-waves sowie die Persistenz einer Verlangsamung der Grundaktivität sind Indikatoren für eine Rezidivneigung,

- bei operativ behandelten Epilepsiekranken nach einem anfallsfreien Intervall von einem Jahr,
- nach Anfällen, die nur kurze Zeit nach Hirnoperationen oder Hirnverletzungen aufgetreten sind, nach einem anfallsfreien Intervall von einem halben Jahr.

Bei Fahrerlaubnisinhabern oder Fahrerlaubnisbewerbern, die dauernd mit Antiepileptika behandelt werden müssen, dürfen keine Intoxikationen oder andere unerwünschte zentralnervöse Nebenwirkungen erkennbar sein (siehe auch separates Kapitel der Begutachtungs-Leitlinien).
Es dürfen keine die erforderliche Leistungsfähigkeit ausschließenden hirnorganischen Veränderungen vorliegen (siehe separates Kapitel der Begutachtungs-Leitlinien).

Gruppe 2 (bisherige Führerscheinklasse 2 und Fahrzeuge zur Personenbeförderung):
Die Voraussetzung zum Führen von Kraftfahrzeugen der Gruppe 2 bleibt nach mehreren epileptischen Anfällen stets grundsätzlich ausgeschlossen. Als Ausnahme gilt eine durch ärztliche Kontrolle nachgewiesene fünfjährige Anfallsfreiheit ohne antiepileptische Behandlung.

(für Gruppe 1 und 2):
Bei Fahrerlaubnisinhabern beider Gruppen sind Kontrolluntersuchungen in Abständen von einem, zwei und vier Jahren erforderlich.

Begründung:
Wenn ein Kraftfahrer jederzeit unvorhersehbar und plötzlich in eine Bewußtseinsveränderung geraten kann und dadurch die Situationsübersicht verliert, so ist die von ihm ausgehende Gefahr bei der heutigen Verkehrsdichte so groß, daß er von der Teilnahme am motorisierten Straßenverkehr ausgeschlossen werden muß. Ob eine besondere Gefahrenlage durch ein Anfallsleiden besteht, ist im Einzelfall zu klären. Mehrfach aufgetretene Bewußtseinsstörungen rechtfertigen schon die Annahme, daß auch künftig mit dem Eintreten unvorhergesehener gefährlicher Bewußtseinsveränderungen gerechnet werden muß.

Es ist unerheblich, ob anfallsartig auftretende Bewußtseinsstörungen diagnostisch als epileptische Anfälle anzusehen sind oder nicht.
Fahrerlaubnisinhaber oder Fahrerlaubnisbewerber, die unter anfallsartig auftretenden Bewußtseinsstörungen leiden, werden auch dann nicht den Anforderungen zum Führen von Kraftfahrzeugen gerecht, wenn bei ihnen die Anfälle nur relativ selten, z.B. jährlich nur ein- oder zweimal, auftreten. Entscheidend bleibt, daß diese Anfälle jederzeit unvorhersehbar und für den Kraftfahrer unabwendbar auftreten können. Auch Anfälle mit Prodromen schließen nicht die Annahme aus, daß es beim Führen eines Kraftfahrzeugs zu gefährlichen epileptischen Reaktionen kommen kann. Die Gefahr beim Anfallskranken ist so evident, daß auch langjähriges unfallfreies Fahren des Kranken diese Feststellung nicht widerlegt.
Stets sollte beachtet werden, daß das Leiden oft erst durch den »großen Anfall« als Unfallursache bekannt wird.
Die bei Anfallskranken auftretenden sehr flüchtigen Bewußtseinstrübungen besonderer Art, die sogenannten Absencen und andere kleine Anfälle, dürften als Unfallursache oft unentdeckt bleiben und daher eine hohe Dunkelziffer bilden.
Auch »Dämmerzustände« verschiedener Genese können erst im Zusammenhang mit einem Unfall als dessen Ursache entdeckt werden.
Zu beachten ist, daß es z.B. postoperative und posttraumatische Anfälle gibt, die schon nach kürzerer Zeit wieder verschwinden, so daß ein anfallsfreies Intervall von mindestens zwei Jahren nicht unbedingt abgewartet zu werden braucht. Das gleiche gilt für operativ behandelte Epilepsiekranke, die nach der Operation mindestens ein Jahr anfallsfrei geblieben sind. Jede Beurteilung muß den besonderen, hier keineswegs vollständig aufgezählten Umständen angepaßt bleiben. Aus diesem Grunde kann aus ärztlicher Sicht das Kriterium einer eventuell positiven Beurteilung nicht allein die vom Erkrankten selbst behauptete Zeit der Anfallsfreiheit sein. Die Angabe muß vielmehr durch den Nachweis einer regelmäßigen ärztlichen Überwachung und durch Fremdanamnese gesichert werden. Außerdem sind entsprechende Zuverlässigkeit und Selbstverantwortung eine wichtige persönliche Voraussetzung.
Mit ausreichender Wahrscheinlichkeit läßt sich die günstige Entwicklung

nur durch wiederholte, dem Einzelfall angepaßte Kontrolluntersuchungen untermauern. Dazu gehören routinemäßig das EEG und oft auch die Antiepileptika-Serumspiegelbestimmung und in ausgesuchten Zweifelsfällen eine Untersuchung mit Hilfe der Video-SDA (Simultan-Doppelbild-Aufzeichnung von Anfallsmanifestationen und polygraphischen Biosignalen) und/oder des mobilen Langzeit-EEG (MLE).Die Voraussetzungen zum Führen von Fahrzeugen der Gruppe 2 erfordert wegen der damit verbundenen anfallsprovozierenden Belastungen strenge Beurteilungsmaßstäbe.

Anmerkung

Die Deutsche Sektion der Internationalen Liga gegen Epilepsie ist bestrebt, die bisherigen »Richtlinien für die Beurteilung der Kraftfahrtauglichkeit epileptisch Anfallskranker« fortzuschreiben. Zugleich soll in Zusammenarbeit mit dem Gemeinsamen Beirat für Verkehrsmedizin erreicht werden, daß das Gutachten »Krankheit und Kraftverkehr« entsprechend geändert wird. Eine von der Deutschen Sektion der Internationalen Liga gegen Epilepsie dafür eingesetzte Kommission hat 1994 Vorschläge gemacht, die sich wie folgt zusammenfassen lassen:

Epilepsie und Führerschein

Vorschläge für die Neufassung (5. Auflage) des Gutachtens »Krankheit und Kraftverkehr« (Günter Kramer, Jürgen Bauer, Reinhard Both, Herbert Lewrenz: Führerscheinkommission der Deutschen Sektion der Internationalen Liga gegen Epilepsie. Epilepsie-Blätter 7 (1994); 53–58)
Wer unter persistierenden epileptischen Anfällen oder anderen anfallsartig auftretenden Bewußtseinsstörungen leidet, ist zum Führen von Kraftfahrzeugen aller Klassen ungeeignet, sofern das Risiko weiterer Anfälle nicht vertretbar gering ist. Eine Kraftfahruntauglichkeit ist auch nicht gegeben bei nicht-epileptischen Anfällen mit akuter Beeinträchtigung des Bewußtseins oder der Motorik wie narkoleptischen Reaktionen, affektiven Tonusverlusten, kardiovaskulären Synkopen, psychogenen Anfällen u. a. (gestrichen: zerviko-zephales Syndrom).

Mögliche Ausnahmen bestehen nach einem Jahr bei einfachen fokalen Anfällen, die keine Bewußtseinsstörung und keine motorische, sensorische oder kognitive Behinderung für das Führen eines Fahrzeugs zur Folge haben sowie nach mindestens 3 Jahren in strikt an den Schlaf gebundenen Anfällen oder Anfällen, die durch regelmäßig auftretende und ausreichend lange (> 30 sec) Auren mit erhaltener Reaktionsfähigkeit eingeleitet werden.
Nach einem einmaligen unprovozierten Anfall kann die Eignung zum Führen von Kraftfahrzeugen nach erfolgter neurologischer Abklärung und einer sechsmonatigen Fahrpause mit Ausnahme für den Führerschein Klasse 2 und dem Führen von Fahrzeugen, die der Fahrgastbeförderung gemäß § 15d StVZO dienen (siehe dazu weiter unten) angenommen werden, wenn ein ausreichend geringes Risiko weiterer Anfälle besteht. Das heißt, daß die Abklärung weder Hinweise auf eine ursächliche morphologische Lasion noch auf eine beginnende idiopathische Epilepsie ergeben hat. Nach einem einmaligen, an bestimmte Bedingungen geknüpften Gelegenheitsanfall (z. B. nach Schlafentzug, Alkoholkonsum, bei akuten Erkrankungen des Gehirns oder Stoffwechselstörungen) oder provozierten Anfall (bei dem eine Neigung zu epileptischen Anfällen z. B. aufgrund abnormer EEG-Befunde anzunehmen ist) kann eine weiterbestehende Eignung zum Führen von Kraftfahrzeugen nur dann nach dreimonatiger Frist angenommen werden, wenn (gestrichen: ferner) der Nachweis erbracht wird, daß jene Bedingungen nicht mehr gegeben sind (es entfällt: oder daß geeignete Provokationsmethoden weder zu klinischen Manifestationen noch zu epileptischen EEG-Phänomenen führten).
Die Eignung zum Führen von Kraftfahrzeugen der Klasse 2 und zum Führen von Fahrzeugen, die der Fahrgastbeförderung gemäß § 15d StVZO dienen, bleibt nach mehr als einem epileptischen Anfall (auch nach provozierten oder Gelegenheitsanfällen) ausgeschlossen, sofern diese nach dem 10. Lebensjahr aufgetreten sind oder nicht ohne medikamentöse Behandlung eine mindestens fünfjährige Anfallsfreiheit besteht. Nach einem einmaligen Anfall im Erwachsenenalter ist in der Regel eine anfallsfreie Zeit von 2 Jahren abzuwarten.

Die Wiederannahme der Eignung ist für alle Führerscheinklassen an ein positives nervenärztliches/neurologisches Gutachten (gestrichen: ggf. unter Hinzuziehung eines medizinisch-psychologischen Gutachtens) gebunden. Das Gutachten muß eindeutige Ausführungen dazu enthalten, warum im Einzelfall das Risiko weiterer Anfälle (gestrichen: oder sicher) ausreichend niedrig ist.

Tabelle. Modifizierende Bedingungen für das anfallsfreie Intervall von 1 Jahr.

Verkürzung (auf 3–6 Monate)	**Verlängerung** (auf 2 oder mehr Jahre)
Erstanfall ohne erkennbares Rezidivrisiko (keine strukturelle ZNS-Läsion, kein Hinweis auf beginnende idiopathische Epilepsie)	Anfallshäufung (Cluster) Fehlende Compliance bzw. Glaubwürdigkeit der Betroffenen
Gelegenheitsanfall bei Meiden der provozierenden Bedingungen bzw. Rezidivgefahr, incl.	Bekannter Alkohol-, Medikamenten- oder Drogenabusus
– posttraumatischer/postoperativer Frühanfall – Anfall nach Schlafentzug – Anfall bei Umstellungs- oder Reduktionsversuch der Antiepileptika – anderer symptomatischer Akutanfall (auch metabolisch-toxischer Genese)	Anfälle aufgrund einer progredienten ZNS-Läsion oder einer metabolischen Störung, die nicht behebbar bzw. ausreichend kontrollierbar ist

Grundsätzlich sollte bei Personen mit epileptischen Anfällen eine solche Beurteilung nur erwogen werden, wenn der Fahrerlaubnisinhaber und Fahrerlaubnisbewerber in der Regel 1 Jahr frei von epileptischen Anfällen gewesen ist. Zusätzliche modifizierende Bedingungen (Tabelle Seite 250) können zu einer Verkürzung oder Verlängerung dieser Frist führen. (gestrichen: Das EEG muß in nachweisbaren größeren Abständen frei sein von den für Epilepsie typischen Wellenformen [z. B. spikes, spikes and waves, sharp waves u. a.]. Ausnahmen von dieser Regelung bedürfen der eingehenden gutachterlichen Begründung.)

Bei Fahrerlaubnisinhabern und Fahrerlaubnisbewerbern, die dauernd mit Arzneimitteln behandelt werden müssen, dürfen keine Intoxikationen oder anderen unerwünschten zentralnervösen Nebenwirkungen erkennbar sein. Beim völligen Absetzen der Antiepileptika besteht für die Dauer des Absetzens des letzten Medikaments und die ersten 3 Monate danach Fahruntauglichkeit. Ausnahmen sind in gut begründeten Fällen möglich (insgesamt wenige Anfälle, Epilepsiesyndrom mit niedrigem Rezidivrisiko, erfolgreiche epilepsiechirurgische Behandlung). Es dürfen keine die Eignung ausschließenden hirnorganischen Veränderungen vorliegen.

Bei Fahrerlaubnisinhabern sind bis zu einer dreijährigen Anfallsfreiheit Kontrolluntersuchungen in jährlichen Abständen erforderlich. Dabei sind EEG-Untersuchungen für die Beurteilung der Fahrtauglichkeit nur ausnahmsweise erforderlich (z. B. bei idiopathischen generalisierten Epilepsien). (Gestrichen: Wichtig! Hirnelektrische Befunde von epileptischem Aspekt ohne klinische Manifestation von Anfällen – also Zufallsbefunde – schränken die Kraftfahreignung nicht ohne weiteres ein.)

Bei nachgewiesenen Intoxikationen und anderen wesentlichen unerwünschten Wirkungen von Arzneimitteln ist bis zu deren völligem Abklingen die Eignung zum Führen von Kraftfahrzeugen aller Klassen nicht gegeben. Werden Krankheiten und Krankheitssymptome mit höheren Dosen psychotroper Arzneimittel behandelt, kann deshalb die Kraftfahreignung ausgeschlossen sein, auch wenn das Grundleiden selbst sich nicht oder nicht mehr auf die Eignung auswirkt.

Der behandelnde Arzt hat die betroffenen Patienten über diese Richtlinien zu informieren und seine auf den konkreten Einzelfall zutreffende

Einschätzung der Fahrtauglichkeit zu erläutern. Diese Aufklärung sollte in den Patientenunterlagen dokumentiert sein. Eine ärztliche Meldepflicht besteht nicht.

Zusammenfassende Anmerkung der Führerscheinkommission der Deutschen Sektion der Internationalen Liga gegen Epilepsie

(Krämer G., Bauer J., Both R., Lewrenz H. Epilepsie und Führerschein: Stellungnahme der Führerscheinkommission der Deutschen Sektion der Internationalen Liga gegen Epilepsie zur Neufassung (5. Auflage) der Begutachtungs-Leitlinien »Krankheit und Kraftverkehr« (August 1996) (Epilepsieblätter, im Druck)

Die 1994 von der Führerscheinkommission der Deutschen Sektion der Internationalen Liga gegen Epilepsie vorgeschlagenen Änderungen für die Neuauflage der Begutachtungs-Leitlinien »Krankheit und Kraftverkehr« haben nur teilweise in die per August 1996 veröffentlichte 5. Auflage Eingang gefunden. Im Gegensatz zu fast allen anderen europäischen Ländern erfolgte mit Ausnahme epilepsiechirurgisch behandelter Patienten keine Verkürzung des zu fordernden anfallsfreien Intervalls auf in der Regel nur noch ein Jahr. Dies steht auch im Gegensatz zu Richtlinien, die im Frühjahr 1995 und 1996 bei Treffen von Fachleuten der Mitgliedsstaaten der Europäischen Gemeinschaft (EG) in Brüssel erarbeitet wurden. Diese Vorschläge haben in praktisch allen Nachbarländern Eingang in entsprechende Neuregelungen gefunden, zusätzlich auch in Nicht-Mitgliedsländern wie der Schweiz.
Von der Führerscheinkommission der Deutschen Sektion der Internationalen Liga vorgeschlagene andere Änderungen wie die Berücksichtigung zusätzlicher modifizierenden Bedingungen und Ausnahmeregelungen für an den Schlaf gebundene Anfälle wurden allerdings ebenso berücksichtigt, wie das Wegfallen der zwingenden Voraussetzung von unauffälligen EEGs sowie eine differenziertere Bewertung von erstmaligen, provozierten und Gelegenheitsanfällen.

Der in den ersten vier Auflagen irreführenderweise als »Gutachten« bezeichnete Text eines gemeinsamen Beirats für Verkehrsmedizin beim Bundesministerium für Verkehr und beim Bundesministerium für Gesundheit hat keinen Gesetzescharakter oder anderweitig verbindliche Wirkung. Seine orientierende Wirkung für viele Behörden und Gerichte kann durch ein auf den Einzelfall bezogenes und plausibel begründetes Gutachten aufgehoben werden. Die Führerscheinkommission schlägt vor, sich bei der Begutachtung in Zweifelsfällen weiterhin an ihren Vorschlägen zu orientieren und steht bei Bedarf für entsprechende gutachterliche Stellungnahmen zur Verfügung.

In erster Linie wegen erforderlicher Gesetzesänderungen ist schon bald mit einer weiteren (6.) Auflage der Begutachtungs-Leitlinien »Krankheit und Kraftverkehr« zu rechnen. Dabei sollte sich der Beirat für Verkehrsmedizin der vorliegenden Evidenz einer ausreichenden Fahrpause von einem Jahr und der fehlenden Berechtigung für obligatorische EEG-Kontrollen nicht mehr länger verschließen.

186. Was ist bei der privaten Krankenversicherung zu bedenken?

Die privaten Krankenversicherungen zahlen nur bei Krankheiten, die erst nach dem Abschluß der Versicherung auftreten. Für bereits bestehende, sogenannte eingebrachte Leiden verteuert sich die Prämie. Dabei ist nicht von Bedeutung, ob das eingebrachte Leiden bei Vertragsabschluß behandlungsbedürftig ist oder nicht.
Die Schwierigkeit besteht in der sachgerechten Ermittlung des Risikozuschlages auf die normale Prämie, der meist 30% bis 80% des Normalbeitrages ausmacht. Epilepsie zu verschweigen ist nicht ratsam, da die Versicherung den Vertrag sofort kündigen kann und man plötzlich ohne Versicherung dasteht. Unbedingt sollte man den behandelnden Arzt um eine Einschätzung der Schwere der Epilepsie bitten und – mit einer ärztlichen Stellungnahme – bei jeder Besserung der Erkrankung eine Verminderung oder Streichung des Risikozuschlages beantragen. Ein Vergleich der zusätzlichen Risikoprämien lohnt sich.
Wegen einer Epilepsie, die erst nach Vertragsschluß aufgetreten ist, dürfen weder Risikozuschläge erhoben werden, noch darf die Epilepsie vom Versicherungsschutz ausgeschlossen werden.

187. Verlangen private Lebensversicherungen erhöhte Prämien?

Lebensversicherungen zahlen im Falle eines Todes oder bei Erreichen eines bestimmten Lebensalters. Die zu erwartende Lebenszeit bestimmt das Risiko und somit auch die Höhe des Beitrages, der sogenannten Prämie. Die Lebensversicherung wird aufgrund einer Beurteilung der Schwere und des voraussichtlichen Verlaufs der Epilepsie durch den behandelnden Arzt die Prämie festsetzen. Der Epilepsiekranke sollte wiederum mehrere Angebote vergleichen, um die Unterschiede in Leistung und Prämie zu seinen Gunsten auszumachen. Bei einer Besserung der Epilepsie sollte mit einer ärztlichen Stellungnahme eine Verminderung oder Aufhebung des Risikozuschlages angestrebt werden.
Bei idiopathischen Epilepsien liegt das Sterblichkeitsrisiko etwa 1,6fach höher als bei der übrigen Bevölkerung. Bei symptomatischen Epilepsien ist das Sterblichkeitsrisiko etwa auf das 5fache erhöht, nimmt aber innerhalb der ersten fünf Jahre nach Erkrankungsbeginn deutlich ab.

188. Was ist bei der gesetzlichen Unfallversicherung zu beachten?

Bei der gesetzlichen Unfallversicherung, die alle Arbeitnehmer bei Berufskrankheit und Arbeitsunfall schützt, entstehen bei Berufskrankheiten meist keine besonderen Schwierigkeiten für Epilepsiekranke. Die Versicherung gegen Arbeitsunfälle hingegen gilt nur gegen Unfälle, die Folge beruflich bedingter Umstände sind. Falls also ein Epilepsiekranker während eines Anfalls in eine laufende Maschine fällt, so handelt es sich um einen Arbeitsunfall, da es sich um Gefahren des Arbeitsplatzes handelt. Verletzt sich ein Epilepsiekranker allein durch einen Anfall, z. B. wenn er sich eine Kopfplatzwunde durch Hinfallen im Anfall zuzieht, sei es auf dem Weg von oder zur Arbeit oder auf dem Arbeitsplatz, so gilt die gesetzliche Unfallversicherung nicht, sondern die gesetzliche Krankenversicherung.

Die Unfallversicherung bezahlt bei Arbeitsunfällen ärztliche Behandlung, Rehabilitation und, soweit erforderlich, bei verminderter Erwerbsfähigkeit oder Tod infolge eines Arbeitsunfalls auch Rente.

189. Wer haftet für Schäden durch Anfälle?

Verursacht jemand während seines ersten Anfalls einen Schaden, z. B. durch einen Unfall, so ist er grundsätzlich nicht für die im Anfall verursachten Schäden haftbar. Falls ihm jedoch Vorsatz oder Fahrlässigkeit nachzuweisen sind, so haftet er. Fahrlässigkeit wird anzunehmen sein, falls jemand Auto fährt, obwohl er nicht ausreichend anfallsfrei ist. Aufsichtspersonen sind im allgemeinen dann haftbar, falls sie diesen Schaden bei gewissenhafter Aufsicht hätten vermeiden können.

190. Gehört man zur gesetzlichen Krankenversicherung? Beeinträchtigen Sparmaßnahmen die Epilepsieversorgung?

Die gesetzliche Krankenversicherung, wie Allgemeine Ortskrankenkasse, Innungs- und Betriebskrankenkassen und Ersatzkassen behandeln Epilepsiekranke wie andere Mitglieder. Epilepsiekranke müssen keinen höheren Beitrag zahlen und haben vollen Versicherungsschutz. Generell gilt, daß jeder Patient, der mit Standardmedikamenten nicht befriedigend behandelt werden kann, seinen Arzt fragen sollte, ob im speziellen Fall nicht eines der neuen Medikamente oder eine Operation Abhilfe bringen können. Man darf sich durch die Diskussion über die vielfältigen Sparmaßnahmen nicht verunsichern lassen. Trotz aller Sparmaßnahmen hat jeder Patient einen Anspruch auf die notwendige Behandlung der Epilepsie, und die umfaßt nach Versagen der Standardtherapie den Einsatz moderner Medikamente in der wirksamsten Tagesdosis, auch wenn diese teurer als die althergebrachte Therapie sein sollte. Die Behandlung mit modernen Medikamenten ist unverzichtbar, wenn die Vorbehandlung mit Standardmedikamenten versagt hat oder aufgrund der wissenschaftlichen Erkenntnisse ein verzögerter Einsatz, erst nach Versagen der althergebrachten Medikamente, medizinisch nicht zu vertreten ist.
Falls sich ein Epilepsiekranker freiwillig bei einer gesetzlichen Krankenversicherung versichert, so wird für Erkrankungen, die bei Eintritt in die Versicherung bereits bestanden, keine Leistung erfolgen, wenn sie bei Eintritt in die Versicherung behandlungsbedürftig waren. Wird eine Erkrankung erst nach dem Eintritt behandlungsbedürftig, so wird sie von der Versicherung umfaßt.

191. Gibt es Schwierigkeiten bei der gesetzlichen Rentenversicherung?

Besonderheiten tauchen meist bei der Berufs- und der Erwerbsunfähigkeitsrente auf. Berufs- oder Erwerbsunfähigkeitsrenten werden bezahlt, falls aufgrund der Erkrankung die Erwerbsunfähigkeit erheblich gemindert ist. Berufsunfähigkeit heißt etwas vereinfacht-, daß die Erwerbsfähigkeit auf die Hälfte vergleichbarer Arbeitnehmer herabgesunken ist. Erwerbsunfähigkeit heißt, daß derjenige nicht mehr in der Lage ist, erwerbstätig zu sein. Der Anspruch auf eine Rente setzt voraus, daß vor Eintritt der Berufs- oder Erwerbsunfähigkeit 60 Kalendermonate eine Rentenversicherung bestanden haben muß. Daher haben Kranke, die bereits bei Eintritt in die Versicherung berufs- oder erwerbsunfähig waren, keinen Anspruch auf Rente, selbst wenn sie Beiträge entrichtet haben. Dies trifft auf Epilepsiekranke zu, die immer wieder einen Arbeitsplatz für einige Wochen oder Monate haben, bevor sie entlassen werden und so durchaus auf eine Reihe von Beitragsmonaten kommen, ohne zu einer beständigen Erwerbstätigkeit in der Lage zu sein. Einen Anspruch auf Altersrente besteht auch bei Epilepsiekranken bei Erreichen der Altersgrenze. Wird bei der Erwerbsunfähigkeitsrente eine Versicherungszeit von insgesamt 240 Kalendermonaten – also 20 Jahren erreicht, so ist egal, ob die Beiträge vor oder nach Eintritt der Erwerbsunfähigkeit entrichtet werden. Schließlich besteht die Möglichkeit, sich in der Rentenversicherung freiwillig zu versichern und so die Voraussetzungen für einen Rentenanspruch zu sichern.

Die Rentenversicherung zahlt auch Leistungen zur Rehabilitation, d. h. zur beruflichen und sozialen Eingliederung von Epilepsiekranken, da vor einem Rentenantrag auf Berufs- oder Erwerbsunfähigkeit alle Möglichkeiten zur Besserung oder Wiederherstellung der Erwerbsfähigkeit ausgeschöpft werden sollten. Eine resignative, lediglich auf Erhalt der Rente zielende Haltung verhindert häufig eine ausreichende Behandlung, die versucht, die Erwerbsfähigkeit zu bessern oder wiederherzustellen.

192. Wie steht es mit der Wehrtauglichkeit?

Bei allen, die auch nur einen epileptischen Anfall durchgemacht haben, wird in der Regel Wehruntauglichkeit bestehen. Bei einem Elektroenzephalogramm, das Veränderungen zeigt, wie sie bei Epilepsien vorkommen, wird nach individueller Abwägung meist ebenfalls Wehruntauglichkeit gegeben sein, selbst wenn keine epileptischen Anfälle aufgetreten sind. Epilepsiekranke sind wehruntauglich.

193. Wie steht es mit der Tauglichkeit als Feuerwehrmann?

Da Feuerwehrleute flackerndem Feuerschein ausgesetzt sind, strapaziöse Schichtdienste durchmachen und schwere Atemschutzgeräte tragen müssen, sind Epilepsiekranke nicht feuerwehrtauglich. Tritt ein einzelner Anfall auf und kann nach eingehender Untersuchung inklusive Flackerlicht in jährlichen Abständen davon ausgegangen werden, daß mit überwiegender Wahrscheinlichkeit kein weiterer Anfall auftritt, so ist weiterhin Tauglichkeit gegeben.

194. Wie kann ich mich weiter informieren?

1. einfälle
   Zeitschrift der Epilepsie-Selbsthilfe,
   Zillestraße 102, 10585 Berlin
2. Informationszentrum Epilepsie,
   Herforder Straße 5–7, 33602 Bielefeld,
   Tel. (0521) 124117
3. Stiftung Rehabilitation Heidelberg
   Postfach 101 409, 69120 Heidelberg
4. Epilepsie-Blätter, Auskünfte und Materialien der Deutschen Sektion der Internationalen Liga gegen Epilepsie.
   Zu beziehen über die Geschäftsstelle,
   Herforder Straße 5–7, 33602 Bielefeld,
   Tel. (0521) 124192
5. D. Schmidt
   Epilepsie – Diagnose und Therapie für Klinik und Praxis (1997),
   Schattauer Verlag, Stuttgart
6. H.-J. Schwager, A. Hartwig, F. Kassebrock, A. zur Weihen, R. Smattosch
   Pädagogische Probleme und berufliche Chancen bei Epilepsie,
   hrsg. von der Stiftung Michael, 1994
7. H.-D. Steinmeyer, C. Werner
   Rechtsfragen bei Epilepsie, 4. Auflage 1994,
   hrsg. von der Stiftung Michael,
   Münzkamp 5, 22339 Hamburg,
   Tel. (040) 5388540, Fax (040) 5381559
8. S. Ried, G. Schüler
   Epilepsie. Vom Anfall bis zur Zusammenarbeit.
   Blackwell, Berlin 1994

Sachwortverzeichnis